搭建医护患"心"桥梁
——高级责任护士沟通案例100例

李益民　陆　骏　宁　丽　主编

U0211070

ZHEJIANG UNIVERSITY PRESS
浙江大学出版社
·杭州·

图书在版编目（CIP）数据

搭建医护患"心"桥梁：高级责任护士沟通案例 100 例 / 李益民等主编. —杭州：浙江大学出版社，2023.5

ISBN 978-7-308-22274-7

Ⅰ. ①搭⋯ Ⅱ. ①李⋯ Ⅲ. ①护士-公共关系学 Ⅳ. ①R192.6

中国版本图书馆 CIP 数据核字（2022）第 010659 号

搭建医护患"心"桥梁

——高级责任护士沟通案例 100 例

李益民　陆　骏　宁　丽　主编

责任编辑	冯其华（zupfqh@zju.edu.cn）
责任校对	沈国明
封面设计	周　灵
出版发行	浙江大学出版社
	（杭州市天目山路 148 号　邮政编码 310007）
	（网址：http://www.zjupress.com）
排　　版	浙江时代出版服务有限公司
印　　刷	浙江省邮电印刷股份有限公司
开　　本	710mm×1000mm　1/16
印　　张	12.5
字　　数	210 千
版 印 次	2023 年 5 月第 1 版　2023 年 5 月第 1 次印刷
书　　号	ISBN 978-7-308-22274-7
定　　价	68.00 元

《搭建医护患"心"桥梁：
高级责任护士沟通案例100例》
编委会

主　编：李益民　陆　骏　宁　丽
副主编：金建芬　沈小玲　周　临　周宁宁　孔利萍

编　委（按姓名拼音排序）：

蔡灵芝	陈晓倩	褚海强	何敏芝	胡晓鹰
黄赣英	金建芬	孔利萍	李益民	林黎君
刘　欣	陆　骏	马建萍	宁　丽	钱丽华
单银娣	邵莹杰	沈国莲	沈国英	沈兰娟
沈庆飞	沈小玲	孙　莉	王　莉	吴清清
夏柳勤	徐　静	杨湘英	俞梦盈	袁　玲
张姣苹	张咪霞	张　敏	郑贝贝	周　临
周宁宁	周士博		

前　言

　　现代护理学创始人南丁格尔曾说："护理是一门精细的艺术。"这门"精细的艺术"蕴含着沟通的艺术。随着医学模式的不断转变,相较于原来传统的单一功能性护理,护理工作逐渐转换为以人为中心的整体性护理。在新形势下,护理人员不仅要有扎实的专业知识和娴熟的操作技能,而且需要具备较高的人文素养和人际沟通能力。在诊疗过程中,患者及其家属希望得到专业的诊治,更渴求被理解、被关心、被尊重,这就需要构架一座护患之间思想、情感和医疗护理信息交流与传递的桥梁——护患沟通。护患沟通是护理人员与患者及其家属之间传递信息的过程,也是彼此理解、相互协作的过程。良好的护患沟通是做好优质护理工作的先决条件,有助于建立和维护良好的护患关系,帮助患者解决生理、心理、家庭、社会和文化等方面的问题,促进患者身心健康和全面康复,提高护理质量,这也是我们编写《搭建医护患"心"桥梁——高级责任护士沟通案例100例》一书的初衷。

　　本书共收录典型沟通案例100例,包括普通病房护患沟通、门诊护患沟通、急诊护患沟通以及特殊病房护患沟通四个部分。其中,普通病房护患沟通部分将临床护理实践中经常遇到的沟通事例按照沟通困难情境进行了解析;特殊病房护患沟通部分分为产科病房、儿科病房、肿瘤病房、重症监护室及手术室护患沟通五个部分,展示了护理的专科特性和内涵。在案例的评析中,高级责任护士将理论联系实际,根据自身经验,结合沟通技巧、专科特点等给出了专业的点评,增强了本书的可读性和实用性。这既是宝贵的经验,也体现了沟通所蕴含的科学性、艺术性。此外,我们还特别邀请了相关专家对案例进行点评,以使案例更趋完善和实用。

尽管我们秉持严谨的态度撰写本书,但由于时间有限,加之囿于学识和水平,书中难免有疏漏和不当之处,恳请广大护理同仁给予指正,以便再版时修正、补遗。

本书编委会

2023 年 4 月

目　录

第一部分

普通病房护患沟通

◎与情绪化患者的沟通

案例 1-1　鼓励对方诉说

【典型事例】上午 9:00 左右,我推着输液车去给 13 床患者——一位刚满 20 岁的小姑娘潇潇(化名)输液时,她的妈妈几次探上前来,一副欲语还休的样子。我见状直接开口问:"潇潇妈妈,您是有什么事情想说吗? 您直接说就行了。"潇潇妈妈这才轻声细语道:"我想问一下,今天周六医生会来查房吗?"我回答道:"会来查的,周六有值班医生,挨个查过来可能需要一点时间,您再等等。"但潇潇妈妈仍眉头紧锁:"我们早上去做了个检查,会不会错过医生查房的时间?"我也稍微愣了一下,因为我早晨从静脉用药配制中心结束工作后刚回病房,只看见我们科室的医生正在查房,而 13 床患者是血液科借床在我科的患者,所以我也不清楚血液科的医生是否有来过,于是就跟潇潇妈妈说:"您别担心,我打个电话到血液科问问。"

回到护士站,我询问 13 床患者的责任护士,她告诉我医生来过了,由于患者去做检查,所以没见到患者。于是我给血液科医生办公室打电话,告诉值班医生 13 床患者检查回来,可以过来查房。挂断电话后,我又返回 13 床患者的床边,告诉患者血液科值班医生在他们做检查的时候来查房过,他表示等会儿再来。患者及其家属听后连声道谢。

— 1 —

【点评】因床位问题,医生安排患者借床在其他科室,因为检查错过医生查房,患者及其家属难免心生不安。护士要了解患者的困惑,及时与相应科室联系,帮助解决问题,尽量消除患者及其家属的不安。对于患者及其家属的合理诉求,我们应该给予满足。

但当我之后为其他患者更换输液药品经过 13 床所在病房时,发现潇潇妈妈在病房门口徘徊,不停地望向走廊入口。我走过去,问她:"医生还没来查房吗?"她摇摇头说:"没有。"时间将至 10:00,我劝她到病房里坐着等,并解释道:"医生可能有其他比较紧急的事情一下走不开,我再打个电话去问下情况,您还是回房间耐心等等。"潇潇妈妈回答道:"嗯嗯,真是麻烦你们了。"我也微笑表示:"这都是我们的工作职责所在,没什么麻烦的。"

【点评】当患者和家属的问题没有及时得到解决时,护士要积极给予处理,让患者和家属知道我们没有敷衍了事,在积极帮助他们解决问题。

片刻后,血液科医生过来查房,潇潇妈妈也总算安心地坐下来陪着女儿了。不过,经上午的观察,我发现 13 床患者和家属都比较拘束,患者又是个小女孩,性格腼腆,不多言。而她妈妈因为女儿年纪轻轻就患有"再生障碍性贫血",加之病房没有相同患者,情绪一直很低落,总是很沉默。最初输液结束时,家属还亲自过来告诉护士液体滴完了。我对家属说打铃就好,不用亲自过来,您安心陪着女儿就可以了。家属表示她知道,后来家属虽然没有再亲自过来,但每次打铃后都站在门口等着护士。

中午,新开的输液送达,我为 13 床患者输注时,家属站在旁边盯着液体,但也不开口说话。我主动向患者和家属介绍:"这是治疗贫血的针对性药物,今天医生查房后新开的。"操作结束后,我耐心地对家属说:"阿姨,您有什么问题都可以问,虽然我们不是血液科的,但我们科室很多护士在血液科规培过,专科性知识都是了解的。"家属点点头:"我知道你们都挺好的,但医生不在这里,总觉得不安心,出现什么问题还得等医生来。""您要是有什么问题想找医生,我们可以马上为您打电话联系,您不必感觉不好意思开口。再住一晚,明天血液科就有病人出院,床位一旦空出来,我们就把您女儿转过去。"家属知道明天就能转回血液科,脸上的表情明显放松下来。

【点评】对于不善表达的患者及其家属,护士要多加关注,热情、耐心地加以引导,鼓励他们开口说出自己的诉求。家属因借床缺乏安全感,护士在日常工作中可以通过加强疾病知识的宣教、个性化护理措施的落实、治疗方案的选择等间接向其传递护士专业性的信息,以消除家属不必要的顾虑。

对于患者及其家属正常的诉求,如果我们暂时无法满足,也应事先向他们说明原因,并进行动态跟踪,在恰当的时机及时予以解决。

▬ 案例 1-2　给解释留点时间

【典型事例】"护士,我增强磁共振检查已经做完,这个留置针留在手臂上非常不习惯,能不能帮我拔掉?"5 床患者——一个年轻的小姑娘此刻僵硬地半举着手站在护士站办公班护士面前。

"现在还不能拔,过半个小时你再过来让我们拔掉。"办公班护士头也没抬,急匆匆地说完这句话,又一把接起旁边"铃铃"作响的电话。这天,正好是周一,许多新患者入院,计算机显示屏上不断地跳出新医嘱,采集病史、测量生命体征、抽血、处理医嘱……每个护士都恨不能把一秒时间掰成两秒用,办公班护士也无暇解释为什么要半小时后才能拔留置针。

【点评】眼睛是心灵的窗口,在沟通的过程中,没有眼神的交汇,让人感受不到基本的尊重,导致患者觉得不被重视,急促的语气、简短的话语甚至会让敏感的患者感到敷衍,从而产生医患矛盾。

5 床患者没有得到满意的答复,站在护士站不肯离去,看见护士一直在忙着接待新患者,面露不悦地说:"护士,你们为什么厚此薄彼,难道他们是患者,我就不是吗?我检查做好了,帮我把这个针拔掉。"责任护士也明显听出了小姑娘的不满,马上从座位上站起来,用手轻抚小姑娘的手,眼睛注视着她,温柔地说:"好,我马上来给你处理,你先等我一会儿好吗?"说完,对着坐在对面的新患者道:"您先看一下住院告知相关内容,哪里不懂问我就好,我先帮小姑娘看一下留置针。""好,你先帮她看吧。"新患者回应道。

【点评】需要用沟通解决的事情也分轻重缓急,首先要处理重、急的事情,但也不能顾此失彼。案例中的责任护士先与新患者解释并征得同意后,再解决小姑娘的问题,既不怠慢新患者,又不激化小姑娘的不悦情绪。

"留置针怎么了,我先看看?"责任护士一边轻声细语地说,一边轻轻捋起患者病员服的袖子。

"我的检查都已经做完了,这红色留置针打着,手都不敢动,给我拔拔掉么好了,我早上起来到现在还没吃东西呢,拔掉我好吃东西去。"患者把手臂伸到责任护士面前,强烈要求把留置针拔除。

"做完检查多久了呀?出于安全考虑,检查完成后至少 30 分钟才能拔掉。且留在血管里的是软管,手可以活动的,不影响你吃早饭。"责任护士跟小姑娘说道。

"做完刚回来,为什么要半个小时这么久,刚刚另一位护士也这么说,是不是你们不想给我拔呀?"5床患者听到又是这句话,流露出不悦的表情,觉得护士在敷衍她。

责任护士赶忙解释:"小姑娘,您的合理需求我们肯定是会满足的。之所以要半个小时后才能拔除留置针,真的是为了你的安全考虑。你刚才做磁共振前是不是打了对比剂,有些患者会对对比剂发生过敏反应,出现头晕、恶心、呼吸困难、皮疹等不适,严重的甚至会出现休克症状,而做完检查后30分钟内是最容易发生过敏反应的。万一出现意外情况,这个时候手上的留置针就是你的'救命针'了,可以节省打针的时间,马上使用药品。"

"啊,原来还会出现这种情况,那我得把这个针留着,过半个小时再拔。"小姑娘心有余悸地说。

【点评】有句谚语说:"耐心是株很苦的植物,但果实十分甜美。"在沟通中,多点耐心,往往会取得很好的效果。

"对,你先回病房,等会到时间了,我来你的床边帮你拔掉。"责任护士微笑着说。

"那我回去先吃个早饭。谢谢你啊,护士!"小姑娘脸上的不悦一扫而光,满意地返回病房。

半小时时间一到,责任护士来到5床患者的床边,询问其是否有不适,随后帮其拔除留置针,5床患者对责任护士表示感谢。

【点评】重视交往细节往往意味着对对方的重视和尊重,会给人以好印象,对增进人际关系有着不可忽视的作用。细节是沟通中的一个个"点",由点构线,把护士和患者相连。

■ 案例1-3 移情——恐惧的缓和剂

【典型事例】我科17床是一名50多岁心内科转入的肥厚型心肌病、脑梗死患者,患者2周前因呼吸困难、血氧饱和度下降被转入重症监护室(ICU)进一步治疗,病情好转后又转回我科。当天下午,患者突然觉得胸闷不适,心电监护仪上心率的指标超过120次/分,主管医生立即给予查血急诊生化、心电图,并请心内科会诊。

听闻情况后,我来到病房,看到吸氧面罩下的患者满脸紧张,一走近她身旁,她便立刻伸出了手。我便赶快迎了上去,手被她紧紧地抓住了。患者语带哽咽地说:"我真的害怕,胸口又发闷了,是不是又要像上次那样进监护室。我大姐走的时候我在旁边,我会不会像我大姐一样就这么去了。"因为该患者有心脏病家族史,她的大姐在 8 年前死于肥厚型心肌病,故对自身的疾病非常担心,特别是从 ICU 回来后,患者变得格外胆小,躺在病床上时,常抬头关注心电监测的各项指标。

【点评】患者患病时,其症状可能受到心理上的刺激而加重,此刻患者从动作及言语都体现了她的恐惧与紧张,这时使用移情的技巧,不仅可以表现出对患者的困境或感受的理解和对焦虑的体谅,还能将我们的支持和鼓励反馈给患者,帮助患者克服对疾病的担忧,安抚患者的情绪。

于是我弯下腰,对她说:"你不要害怕,医生、护士都在呢,一会儿就会好的。现在血氧饱和度指标正常,就是心率有点偏快。""小来,我怕,我怕像上次那样又进监护室,我不要去那里,上次是从监护室出来回病房了,但再进去,能不能出来谁说得准呀。你陪在我身边好不好?你在这儿,我胆子就大了。"我点了点头,用手紧紧地回握住她的手:"好,别怕,我在这陪着你。你也静下来休息,一直说话对你现在的情况而言不太好。"我一边安慰着她,一边用另一只手为她捋捋头发,在她身边默默地陪伴着。而后我看到患者的心率开始慢慢稳定下来,她的表情也舒展开来。经过一系列的治疗,渐渐地,患者不再觉得胸闷,此时并没有使用降心率药,心电监测各项指标也都维持在正常范围。

【点评】移情的非语言沟通胜过千言万语,适当地运用触摸、靠近、沉默等技巧来表达对患者的关心,让患者恐惧的心放松下来,体会到护士的关爱和理解。并且,对于此时患者的病情,不适合讲太多的话,默默地陪伴更有利于患者情绪的稳定。

旁边站着的是患者的二姐,她看到我的举动后非常欣慰,把我拉到一边连声道谢:"小来,真的要谢谢你,谢谢你的安抚,要是就我一个人,都不知道该怎么办。她这么紧张,昨天晚上隔壁床位的病人走了,我这个妹妹也没有休息好,白天病房又比较吵,没有补觉,就觉得烦躁,有了你的安慰,她平静了好多,现在心率也没那么快了。而且看到我妹妹这样,我心里也难受得紧,大姐因为这个病走得早,现在小妹也得了这个病,之前住进监护室,我真怕她挺不过来。"看到家属说着说着眼睛开始发红,我连忙拍拍她的背:"没事了没事了,这不是从监护室出来了吗。现在你妹妹的病情也稳定下来了,你也不要难过,你妹妹看到你难过反而会使她情绪不稳定,不利于她的病情恢复。""好,好,听你的,现在我陪在旁边,不能让妹妹反过来担心我。"我又回到患者床边,对患者和她家属说:"你们昨天晚上也都没有睡好,现在监护仪上各项生命体征都正常,放下心来好好休息一下。"待到患者情绪及各项生命体征彻底稳定后,我才离开,并在离开前不忘安慰患者,以及告知家属情绪稳定对患者康复的重要性,医生会请心理科医生开心理处方辅助治疗,让家属平时也多关注患者心理的变化。

【点评】疾病折磨的不只是患者,对陪伴在旁的家属也是心理上的打击。家属经历了患者送进 ICU 抢救,重回病房后病情又发生变化,心情也跟着起伏不定。因此,不能忽视家属的心理问题,要对家属做好安抚,以免家属的情绪影响到患者的心情,不利于患者康复。

▃▃ 案例 1-4　用真诚叩开患者心扉

【典型事例】生机盎然的 4 月,草木将绿未绿,繁花将绽未绽,荒芜与繁盛之间,不至泛滥却无关冷清,一切美好都以不偏不倚、恰到好处的姿态存在。我刚整装上班,我科的一名年轻责任护士就对我说:前天以频发室性期前收缩收治入院的 19 床患者经常发牢骚,嫌东嫌西,家里人也从未来医院探视,她心情比较糟糕,时常哭泣,对医生开出来的检查也不配合,经常抱怨医生不了解她的病情而乱开检查单。静脉穿刺也很困难,前一天我们用了30 分钟左右才给她打上浅静脉留置针,但昨晚她坚决让护士拔了,不配合。听完责任护士的汇报,我心里默想:这样下去不利于医疗护理工作的进行,也会耽误患者的治疗,看来需要主动找这位患者沟通,找到问题的根源,好让她配合医疗护理工作。我即刻打开计算机,首先了解该患者的病史资料,发现患者的动态心电图报告显示 24 小时的室性期前收缩为 2046 次,以上午多发,提示该患者的期前收缩是由交感神经兴奋导致的,病情不是很严重,治疗上医生已予以琥珀酸美托洛尔缓释片口服,此药可降低交感神经的兴奋性。目前医生予以完善各项检查,以排除器质性心脏病,并已预约心超及冠脉 CTA 检查。基本掌握患者的情况后,我就来到患者的床边,发现患者的眉头紧锁。我用充满善意、诚恳的目光,身体略前倾,微笑着向患者打招呼:"阿姨,你好,我是病房的高级责任护士,以后你有什么需要,都尽管来找我,我会尽我所能帮你解决。"

【点评】对于患者而言,如果不确定访谈者是谁,或者不确定访谈者是否适合帮助他们解决问题,可能令他们不安,因而访谈时需向患者说明自身的角色。诚挚的眼神、倾听的身姿、关心对方的语言能让患者感受到护士的真诚,让患者逐渐打开心扉,吐露内心真实的想法。

亮明我的身份后,我接着看了患者的手背静脉,发现其静脉条件欠佳,有多处瘀斑。这时患者就向我诉苦:"我的静脉太差了,你看我的手这副惨状。""你放心,从今以后,由我来帮你打针,我工作很多年了,在穿刺方面经验多,尽可能减少你的痛苦。"并且表态:若逢周六、周日我休息,会委托其他高年资护士来为您输液。这时患者紧锁的眉头开始舒展。接着,我耐心向她介绍主管的三级医生,强调其有高超的医术,能运用中西医结合的方法治疗疾病,让其安心住院,积极配合检查治疗。患者点了点头,但眼中仍流露出半信半疑的神情。晨间交完班后,我立即与主管她的三级医生反映患者的情况,并跟随查房。当查到该患者时,三级医生认真询问病史,告知患者病情和治疗计划、措施,也让患者自己提出对治疗的想法,询问其对哪些检查项目有疑惑,并一一予以耐心解释。最后,三级医生强调让其安心住院。患者用满怀信任的眼神望着医生,用力地点点头。

【点评】打开患者的心扉,让患者把真正的问题摆到明面上只是第一步,更重要的是帮助患者解决问题。患者的静脉条件差,反复穿刺导致患者十分痛苦,可以请穿刺成功率高的护士来输液。患者之前有抱怨,对医生开出的检查单不信任,可以先让其信任的主治医生来开医嘱。因此,用肯定的语言准确地告诉她她的主管医生具有高超的医术,能运用中西医结合的方法治疗疾病,有助于医患双方建立信任感。并且采用护患关系基本模式中的"共同参与型",以平等关系为基础,护患双方具有相等的主动性,从而调动患者参与治疗的积极性。

这天之后,只要我上班,我都会先去看下她。一天,我发现患者神情沮丧,双眼黑眼圈明显,我即刻坐在患者床边,轻声询问:"阿姨,你昨晚睡眠不好吗?"话音刚落,一滴滴泪珠从患者眼眶溢出,我即刻拉住她的手,耐心倾听。原来患者的家庭经济状况欠佳,家中共4人,除丈夫、儿子外,还有一位90岁的公公,4口人一起居住在50余平方米的房子里。而丈夫对她不太关心,公公脾气怪异,儿子常常不着家。之前她在社区工作,现已退休在家,家庭生活较沉闷,故常郁郁寡欢。但值得庆幸的是,她有一些社区的朋友,常在微信中联系。而近几日社区正组织出游,她也想跟随外出散散心,但又怕身体吃不消,故情绪烦躁。我即向患者表示:我会跟你的主管医生反映你的想法。我向主管医生反馈了患者的情况,他认真评估了患者的病情,认为她的病情并不严重,建议她适当参加户外活动,并强调放松情绪对治疗有利。

经过沟通,患者情绪明显好转,并表示出院后要参加社区的旅游,对生活充满了信心。经过治疗,患者很快康复出院。出院后,患者还写了一封表扬信,对我科的医务工作者表示感谢。

【点评】医护人员不仅要医治患者的疾病,还要关注患者的心理、社会状况。从该患者的诉说中可以了解到,患者缺乏家庭的关爱,但友情弥补了亲情上的缺失。患者的基本需要被满足后,她会追求更高层次的需要。对于此时的患者,要满足其爱与归属的需要以及自我实现的需要,在病情允许的情况下,满足其需要会更利于患者的健康。

■■ 案例1-5 "放纵"的血压

【典型事例】周二,查房后,我像往常一样来到病房巡视,刚走到房间门口,便听到13床患者王大伯在喋喋不休地抱怨着:"这儿的医生都不会看毛病的,我这样的血压他也不管。"听罢,我意识到患者有情绪波动,便来到他的床边,拍了拍他的肩膀,微笑着说道:"哎哟,王伯伯,是什么让您老人家这么不高兴啊,说给我听听,看看我能帮你不?"王大伯看着我,便打开了话匣子:"小来护士啊……"

【点评】反思性提问是一种开放性的提问方式,它可以促使患者进一步阐述他们之前说过的话。对于患者的抱怨,护士应把握说话的语调、语气、语速,使患者产生亲近感,也为今后的沟通、交流打下基础。

事情不复杂,王大伯是一位急性脑梗死患者,有高血压病史,平时规则服药,血压控制在正常范围,但这次是急性发病,医生考虑到降压后会导致低灌注,故未开具降压药,也未向患者说明。患者入院第3天血压为180/100mmHg,出现头晕现象,而医生查房后只给患者增加了改善循环的药物,没有解释为什么不开降压药,所以王大伯觉得医生不重视,不给他服用降压药。

【点评】主动确定并适当探索,包括患者的想法、担忧、期望以及疾病对患者的影响,鼓励患者表达自己的感受。患者的不满意通常源于医患沟通不到位,有效的医患沟通能够避免患者不良情绪的产生。

我认真听完王大伯的诉说,便开始笑着跟他沟通起来。首先,我告诉他治病救人是医生的职责,这关系到患者的生命,而医生的职责要求便是严谨,此时王大伯点头表示赞同。接着,我把相关的专业知识讲解给王大伯听:"王伯伯,你现在是中风的急性期,医生不给你开降压药是不想你的血压降得太低,血压降低了,反而会导致血流速度减慢而加重病情,到时候就不会像现在这样只出现头晕的表现了,所以医生是为了你的健康着想。"王大伯瞪大眼张大嘴吃惊地看着我:"小来啊,我信得过你,可是你也别哄我。"看着王大伯的表情,我郑重其事道:"王伯伯,医学是不骗人的,这是很严肃的事情,我不会对你说谎话的,你放心。"病房里的其他患者也开始劝说:"老王,小来跟我们相处很长时间了,她的为人我们最信任不过了,所以啊,这么跟你说,你得听进去。""嗯。"王大伯坚定地回答道。

【点评】精准医学时代,沟通简单化、通俗化也将成为一个新的考验。丰富的专业知识,良好的沟通能力,是医护人员帮助患者改善病情所需具备的。在告知患者病情和解释治疗方案时,尽量将复杂、难以理解的医学术语转化为通俗、易懂的语言。

我理解王大伯的想法,而王大伯的态度也有了转变,于是我接着说:"王伯伯,等医生查房结束,我让主管医生再跟你详细说说。"这下王大伯终于笑了:"好好好! 小来,谢谢你啦! 你记得帮我去跟医生讲一下,我在病房里等着他。"

【点评】使用认知共情,从认知上理解患者的想法。

查房后,我把王大伯的顾虑告诉了主管医生,主管医生马上到病房,针对王大伯的病情、治疗等详细地进行了讲解。王大伯对主管医生所讲的知识表示理解,感觉增长了很多以前不知道的知识,同时也对治疗有了很大的信心。事后王大伯很满意我所做所说的,当我再次见到王大伯时,他笑眯眯地拉着我说:"小来护士,医生来找过我了,跟我说得很详细,道理跟你讲的是一样的,你们都是为了我好,以后我真的要引起重视了,谢谢你们哦!"

【点评】医患沟通不仅涉及护士与患者,而且涉及护士与患者家属、护士与护士、护士与医生以及其他相关健康工作人员的沟通。人文关怀是建立医护患三方和谐关系的根本。切实帮助患者,设身处地地为患者服务,让患者体会到医护人员的良苦用心,才能最大限度地减少纠纷,赢得良好的信誉。

▬ 案例 1-6 换位思考，感情互通

【典型事例】护士站突然传来激烈的争吵声，我连忙赶过去。只见 29 床老贺的儿子与主管医生正在争执，双方的情绪都很激动，有好多患者和家属在围观，并窃窃私语，影响很不好。我第一时间把双方拉开，然后决定先与患者家属沟通，再向主管医生了解事情的经过。

【点评】患者的家属是患者的直接受益人，患者对亲人的忠诚信任度和影响力最高。如果医护人员能注意指导患者家属亲密合作，发挥他们沟通患者的配合作用，就能起到事半功倍的效果，所以我选择先与患者家属建立良性沟通关系。

我将患者儿子请到接待室就座，此时他的情绪还未平复，出口的话像辣椒般呛人胸口。我一直耐心礼貌、心平气和地跟他说话，渐渐地，他也被感染了，语气语调也平缓下来，把事情的经过描述了一遍。原来，主管医生在查房时告知老贺及家属目前病情好转可以出院，但患者和家属强烈要求再住院治疗几天。（该患者是扩张型心肌病患者，即使住院治疗，也只能以暂时减轻症状为目的。）从医生的角度而言，患者病情已经好转，再继续住院也没太大的意义；而从患者和家属的角度来看，他们要求再多输几天液，认为多输液病情总能好点，患者心理上也能更平稳些。双方有各自的想法，也都没有错。问题就出在患者家属要求再输液几天时，主管医生说了句："你这个毛病即使再输液也不可能完全好的。"患者及家属当时就激动起来（患者 5 年前确诊扩张型心肌病时，当时医生就告知存活期 5 年左右，今年刚好是第 5 年）。家属说："我们其实对病情都有数，老爷子也知道活不长，但医生这么一说，多少也刺激到老爷子。谁不怕死啊，将心比心，知道命不久了，谁不伤心。我们只是想尽量让老爷子活的时间长一点，不给自己留下遗憾。"了解了事情的经过，我请患者家属先回病房。接着，我把患者及家属真实的心理感受告诉了主管医生，他表示真不知道患者及家属的想法，否则他绝不会这么直说的。

【点评】要理解患者及家属的困境和感受，设身处地与患者及家属进行沟通，消除患者及家属对我们的误解。在临床诊治过程中，我们通常会忽视疾病对患者及家属的意义。该患者症状缓解，已达到临床出院标准，但家属因为"大限将至"而出现担心、恐惧等情绪表现，对此我们应予以理解，并让其参

与到疾病决策中,使我们的沟通更有效,并提高患者及家属的满意度。

之后,我又来到老贺床边,与他及其老伴、儿子交谈,设身处地地从患者的角度出发,对患者及家属的愤怒表示深深理解,告知其实主管医生原先并未了解患者及家属的心理感受,所以说出的话让他们从内心无法接受,现在我已经将双方沟通中的盲点告诉主管医生,他明确表态今后在与你们的沟通中会尽量注意方式、方法,学会换位思考。现在患者和家属有什么要求可以提出来,我们会尽量予以满足。老贺说:"其实我心里也知道医生说得没错,我的病是不可能好了,只是尽量不去想,可医生在查房时当着我和家人的面一下子就这么说出来,我一时感到很伤心,难以接受。我想多挂几天补充营养的药,至少心理安慰一下也好。"我再次向主管医生转达了患者的愿望,最终患者继续住院输液3天。

在出院那天,老贺高兴地对我说:"今天感觉舒服多了,谢谢你们。"虽然我知道其中多少有些心理因素,但我为这些心脏病终末期患者能有愉快的心情由衷地感到高兴。让患者与家属保持心情舒畅,也是我们人文关怀工作的重要内容。

【点评】反馈使沟通变成一个双向交互信息的过程。当对方的倾诉得到满足后,他需要的不是安慰,而是情感支持。感受交换,可以更好地进行情感互动。维护患者的尊严,让他们感受到人情温暖,帮助他们更好地战胜疾病,身心康复,才能使医患达到互惠双赢。

◎ 与愤怒患者的沟通

▬ 案例 1-7 不只医知护知,还得患知

【典型事例】"双十一",一个购物的狂欢节。2021年遇到一位患者,她飙升的脾气与大家的购物冲动有的一拼,让人至今印象深刻。记得"双十一"那天,我和科室同事难得中午休息有空,于是兴冲冲地去商场购物。刚到商场15分钟左右,手机铃声就响了:"孙老师,20床患者今天去分院做ECT检查,刚回来就大发脾气,吵着要去找院长,我们搞不定了,你赶快回来呀!""那你先打电话给主管医生,让主管医生出面解释,先把患者的情绪稳定住再说,我马上回来。"

【点评】医生在医患关系中处于较权威的地位,且对患者的治疗检查都十分清楚,对患者的疑惑能及时给予有效解答,很容易让患者信服。

"不行,主管医生现在正在导管室做手术!"电话里传来值班护士焦急的声音。我急忙交代值班护士:"患者应该还没吃饭吧,你先把患者的饭菜热一下,安抚一下她的情绪,我马上就回来。"

【点评】在人的需求中,生理需求是人类活动最基本的需求。当一个人存在多种需求时,总是先满足最低层次的需求。因此,先让患者吃饭,一方面是解决生理问题,另一方面可转移患者的注意力,缓解患者的情绪反应。

当我心急如焚地赶到病房时,看到了令人感动的一幕,只见我科两位责任护士(本是午间休息时间)正在患者床旁不停地劝慰着,而同病房的病友及家属也在一旁安慰着:"大姐,你先吃饭吧,情绪这么激动,对你身体不好。"但无论在旁的人如何劝慰,患者的情绪仍然很激动,不停地诉说着。见此情景,我急忙上前轻柔地拉住患者的双手,坐在患者床边,目光中流露出对她的关切,并耐心倾听她的诉说。

【点评】倾听可了解事情的整个过程。患者不停地诉说、宣泄,情绪反应强烈,此时适当的抚触可产生良好的沟通效果。患者宣泄后,情绪会逐渐稳定。

原来昨天查房时,主管医生跟患者交代,明天要去分院做 ECT 检查,来回检查都有专车接送。今天患者检查完后,询问检查医生,检查医生说要等所有的患者检查完了才一起回医院。她当时一听,生气地说:"怎么回事呀?要等这么久!如果昨天医生事先告诉我是这种情况的话,那我就安排女儿请假陪我去检查。你们也知道我丈夫刚去世8个多月,我没有其他人照顾啊!"她一边抹着眼泪,一边不停地诉说着自己今天的不幸遭遇。

我不停地点头,轻声安慰道:"如果真是我们没有交代清楚,您怨我们是没有错的,我先向您道歉。您先休息一下,我去了解一下情况。"患者的情绪逐渐平静下来,对我说:"我不怪你们,我不满那个年轻的××医生,是她没给我讲清楚,害我今天吃了苦头。我做了这么多检查,她也不仔细向我解释,我今天一定要到院长办公室投诉她!"从患者的言语中得知,原来她是对××医生的服务态度不满意,而且她不满的情绪已久积在心,今天的事件只是一个导火线,然后在今天集中爆发了。"原来是她没给你仔细反馈你的检查结果呀,我理解你,要是换作是我,我也会生气的。那好,我马上帮你去查一下你所有的检查、检验结果,你看行不行?""好的,谢谢你,孙老师。"这时患者的情绪较前明显平静了,不再哭泣。"我帮你查之前,先去拿给你热好的饭菜,行吗?"患者面带笑容,说:"孙老师,谢谢你,你先去忙吧!"责任护士也在一旁答道:"孙老师,放心,我们会去拿饭菜的,你先去查!"

【点评】讲究沟通艺术,注重人性化关怀。医者仁心,要时刻注意沟通时的态度、礼仪。耐心疏导,用自己诚恳的语言行动去感化患者,把患者当成朋友,尊重他们,帮助他们,并进行换位思考,这有利于建立良好的护患关系。

我们兵分两路,我急忙返回护士办公室,仔细地浏览了患者所有的检验、检查结果,发现并没有明显异常。当我返回患者的床边时,发现患者正在责任护士的陪同下安心地进餐。看我来了,患者即刻停止了进餐。我满怀歉意地说:"不好意思,我打扰您吃饭了。""你这是什么话,孙老师,你知道我心急才来打扰我的吧,呵呵。"我不敢耽搁,予以一一反馈,并强调检验、检查结果并无明显异常。患者听了,微笑着说:"现在我心里踏实了,饭也会多吃一点,如果我长胖了,要找你算账的噢。""好,好,没关系! 你也不要生医生的气了,我会私下里跟她说的,以后她会注意的!"患者马上应道:"你孙老师的话我肯定听的,算了,我就不追究了!"我俩相视一笑,事情总算圆满解决。

【点评】医护人员之间互相合作,是解决医患矛盾的有效途径。其实患者的需求是比较单纯的,只是要求了解自己的医疗相关信息,也就是获得病情及治疗的知情权。对患者多一分耐心,就会得到患者多一分的理解和配合,提高患者的满意度。

事后,我向那位年轻医生反馈了患者的意见,她表示今后会仔细反馈所管患者的检验、检查结果,并且在沟通方面会更仔细、更到位。此后,患者也未再提起投诉之事,并积极配合治疗。

【点评】这位患者所遇到的问题是很常见的,检查结果有问题,医生都会一一反馈,而当检查结果无异常情况时,医生可能不过多解释。医护人员在诊疗活动中发挥着主导作用,应及时、准确地告知患者或家属有关医疗的相关信息,这既是对患者知情权的尊重,也有利于医疗工作的顺利开展,并可避免医患纠纷的发生。

案例 1-8　迟来的认可

【典型事例】一天的工作即将接近尾声,病房里渐入安静,突然某个房间传来一位患者的叫骂声:"你做个护士这么了不起啊,打个针都给我气受。我打了几十年胰岛素了,打得比你好嘞,你不给我打,我自己不会打啊。"我闻声正准备赶过去,只见护士小王红着脸,委屈的眼泪在眼眶里打转,看见我之后她的眼泪就掉下来。她一边哭,一边说:"单老师,我刚给10床患者打胰岛素,手被用过的针扎了,这个患者脾气也太大了。"我听闻连忙安慰她,并让其他护士帮她处理手上的伤口,然后急忙赶去病房。

【点评】护理人员在工作中相互支持和帮助是圆满完成护理工作的前提。协助解决工作上遇到的疑难点,这种形式可以体现同事之间对彼此的支持和关心,只有这样,同事之间的关系才会越来越好,越来越密切。

我仍像平时一样面带微笑走进病房,患者一看到我,还未等我询问,她就激动地说:"单护士,你们护士和我说剩下的胰岛素不够我这一次要打的剂量,只能旧的有多少打多少,缺的剂量由新的胰岛素笔补足。我一听这不行呀,分开打要我受两针的痛。我跟你说哦,我老家的医生教过我的,这一支打完后,续上缺的量,可以不用打两针,只要针头不拔下来,把新的胰岛素装在原来的针头上就可以了,这样我就可以少打一针了。可你们护士说这是不可以的,我就抢过针自己打,结果打好后,我刚准备递给护士,针就不小心扎到她手了,你们护士头也不回急急忙忙地走了,好像我故意似的,你说我是不是很生气。"在患者发泄的过程中,我始终坐在床旁凳上耐心地倾听,时不时点头表示能理解她内心的感受。

【点评】耐心倾听患者的倾诉,不随意打断患者的话。心理学研究证实,最好的沟通方式不是说而是倾听,一个好的听众比一个能言会道者更容易说服人。在医患语言交流中,特别需要医护人员保持倾听的状态,并在患者倾诉的过程中给予适当的回应,如点头、眼神交汇、语气词应答等,让患者知道你在认真听,这样患者才更有倾诉欲。

等患者发泄完后,我开始向她解释:"我知道您是老患者,对自身疾病的相关知识有一定的了解。我去拿点最新的资料给您看看,您就知道我们护士说的是不是对的。胰岛素笔更换后需要排气才能注射,否则剂量是不准的,会影响治疗效果。还有我们护士急急忙忙走不是觉得你欺负了她,而是因为她的手被针刺伤后需要马上消毒、处理。"接着我又找了些糖尿病注射相关的资料给她看。

【点评】要深入沟通,平等交流、彼此尊重是取得信任的前提。在给予患者信息的同时,也需要了解患者已有的知识,从而界定患者希望了解信息的范围。选择在恰当的时间给予解释,避免过早给予建议、信息或保证。在批评或指出患者问题前,应首先表扬或肯定患者,然后再批评或指出其错误,这样会使对方更容易接受。

患者仍半信半疑地说:"不可能吧,我这打针的方法是老家的专家教我的,十几年了,我也一直都这样做的,应该不会是错的吧?"我说:"医学是在不断地进步的,有些不正确的东西我们都在不断改进。为了你自己好,你也要不断了解新的信息。"患者喃喃自语:"怎么会这样的?"看到患者已经意识到自己错了,我又给了她一个台阶,说:"这个也不能怪你,好多糖友都有不正确的知识,为此我们医院糖尿病专科每周都会安排老师上课,其中包括饮食、运动、用药、胰岛素注射等内容,目的就是帮助糖友们纠正一些误区。要不我帮您安排下,去听一听?"患者接着问道:"我老头也有糖尿病,我能不能带他一起去听?"我笑呵呵地点点头,说:"当然可以啊,我们讲课的目的就是让更多的糖友们学到正确的知识。您和您爱人两个人一起去听,还能互相督促呢!"患者高兴地连连道谢。

【点评】有些场合,尽管患者已经意识到自己的错误,却碍于面子不承认。对于这种情况,不必非要逼他们承认"自己错了",可以顺水推舟给予一定的台阶,通常他们会顺着台阶,不会再固执己见。

患者听完讲座后来到我跟前,不好意思地对我说:"单护士,还有一件事,我现在就要去办。"我问:"什么事?"她说:"我听了讲座后才知道真的是错怪了刚才那个护士小姐,还扎了她一下,我要去找她道歉。"然后患者跟着我到办公室向小王道歉,小王此刻委屈的心情也平复了,接受了患者的道歉,一次风波平息了。

【点评】护患之间建立良好关系的基础是信任。护患关系贯穿于护理工作的每个环节。随着医疗环境的变化,人们对护理服务的要求也越来越高,对护理工作的认可则离不开良好的护患关系,在适当的时机,通过解释让患者知道是自己专业知识缺乏导致了误解,事后患者会更理解护士的工作,充分信任护士,护患关系更加和谐。

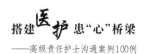
案例1-9　凡事预则立

【典型事例】那天是静配中心实施新方案的第一天,输液用药比往常延迟了半个多小时才被送入病房。到了早上9:30,有些患者的输液用药还未能挂上,所以病房里也没有像平时一样响起此起彼伏的铃声。

当我们正在按序给患者输液时,突然听到了啪的一声,只听见从护士站传来了17床愤怒的声音:"这就是你们的工作态度? 今天早上你们还准不准备给我挂盐水了? 你们看看现在都几点了,9:00多了,是准备等我吃完中饭才给我挂上? 我是病人,我是来治毛病的,不是来这里受苦的! 这就是你们对待病人的态度吗?"当时正在给患者输液的我们都被这突如其来的怒声吓了一跳。责任组老师听见声音后,赶紧去护士站先向患者表达我们的歉意,并笑着对患者解释道:"老陈,我们的盐水是由静配中心先化好,然后再送上来的。您看这盐水刚送上来,我们也不敢耽搁,马上整理好就去给你们挂了。"

【点评】此时患者情绪非常激动,我们可以适当地允许患者先表达其不满的情绪,倾听患者表述的内容,了解事情的前因后果,这样才能更好地与患者沟通,顺利解决患者的问题。沟通时要保持内心镇定,及时解释说明患者目前所关心的情况,安抚其情绪。

这时,患者显然已经等得非常不耐烦,直接用手指着责任组老师,说:"哎哟,你们医院的效率也太低了,我不管,快把你们领导叫来,我要找你们领导沟通!"当下在走廊里围观的其他患者和家属也开始议论纷纷。相对于我们而言,此时再多的解释也显得苍白无力。与此同时,办公班老师对在走廊里围观的患者及家属们说道:"大家都围在走廊上,我们挂盐水都找不到人了,你们可以先回房间吗,我要来给你们输液了。""老陈,我们已经跟护士长汇报了这件事情,她等会儿就来了。你也不要着急,先回病房,我这就把盐水给你挂上,你看这样行吗?"责任组老师一边说着,一边扶着患者回到病房,马上为他安排输液。

【点评】当遇到事情难以得到及时解决时,为防止矛盾进一步激化,应采取迂回的策略,保证医疗护理操作的及时进行。

护士长得知此事后及时赶来,详细地了解了整件事情经过。她见患者情绪逐步好转,便慢慢地和患者解释道:"静配中心这个新的方案今天是第一天实施,说实话今天这液体上来确实也慢了一点,我们早上已经和他们部门进行了沟通。了解到他们这样的调整是非常有必要的,这主要是为了让我们能更清楚地知道这些液体是几点几分化的以及谁操作的,也便于我们根据医嘱变更及时更改,这也是对你们负责。对于今天的事情呢,我们刚刚也和静配中心进行了沟通,正在共同制定改进措施。您放心,以后不会再出现类似情况。"

【点评】患者不了解输液延迟的原因,容易产生误解引发矛盾,护士应充分重视患者的意见,对患者的不满表示理解。在面对患者及家属时,护士长要利用自己身份的说服力,以理服人,以情感人,使矛盾得到解决。

患者看事情得到解决,液体也挂上了,脸上露出了满意的笑容,小声地对护士长说:"护士长,其实我也没有故意要针对你们的意思,你们不要误会,我只是希望事情能够得到解决。我这个人就是脾气有点急,刚才的语气不太好,你们不要放在心上。这么几天下来,我都看在眼里,也知道你们工作忙,不好意思啊。"

随后,护士长与静配中心进行了沟通,他们也进一步优化了整个流程,从根本上解决了此类问题。

【点评】在医院,由于流程的优化或其他规定、政策的调整,可能给患者带来一定的不便,针对这些情况要提前做好解释告知工作,说明新政策或方案的实施可能带来一些不便,让患者提前做好心理准备。

案例 1-10 我的人身自由我做主

【典型事例】地上夕阳洒下的余晖被行人轻快的脚步踏碎,街上行人或俩俩作伴,或独自兴高采烈计划着下班后的活动。我拖着沉重的影子走向医院,仿佛一个孤独的英雄奔赴战场。晚上的医院又怎么不算是一个"战场"呢?

那天我是前夜班,白班的同事与我交班,有一位 70 多岁的女性患者,次日手术,白天测血压 186/92mmHg,汇报给主管医生,医嘱予口服苯磺酸氨氯地平片 1 片。她让我晚上多关注这位患者的血压情况。我接完班走进病房,看见患者正坐在床上看报纸。我走过去,微笑着问候患者:"阿姨,晚饭吃过了没?"患者推了推鼻梁上的老花镜,抬起头笑呵呵地看着我说:"还没吃,等我儿子来了一起吃。""阿姨,您白天血压有点高哦,我现在再给您量个血压,看看好点没。"患者伸出她的手臂,我上前一步,弯下腰,按了测量血压的按键之后说:"血压 150/101mmHg,比下午好多了,不过还是有点偏高呢。阿姨,那您现在好好休息吧,等下再看下血压情况。"回到护士站后,我向值班医生汇报了这位患者的血压情况,医嘱予继续观察患者血压变化。

【点评】我们应及时关注患者的病情,告知患者目前血压仍然偏高的情况,并对其表达关心,使患者感受到温暖,从而建立融洽的护患关系。

过了半小时,我刚在治疗室处理完操作用物,就听见外面有人喊我。我走出去一看,这不是那位血压有点偏高的患者嘛,在一旁陪同的人和她长得有点像,估计就是她儿子。"阿姨,您找我是有什么事情吗?"患者兴高采烈地跟我说:"王护士,我儿子来啦,我和他出去吃个饭,马上就回来。"我笑了笑,没马上答应她:"阿姨,您先坐在椅子上,我给你测个血压。"我按下了血压计上的开始按键后,看着血压计上的数字说:"阿姨,您的血压 158/106mmHg,还是偏高的,外出会有风险,您得留在病房内吃饭。"此时患者表现出强烈的拒绝:"不就出去吃个饭,怎么就不能出去了? 你们这里的菜这么清淡,一点味道也没有,太难吃了,我不要吃的,我现在就要出去吃!"我上前拉住患者的手臂,语重心长地对患者说:"阿姨,您听我说,您现在的血压有点高,外出的风险有点大,万一摔倒或者出现其他意外情况就不好了。我没有权力批准您出去,如果发生了意外,我也担不起这个责任。"一旁的家属看到我极力阻止非常生气:"有意外我们自己会负责,不用你管。你把医生叫过来,我要找医生沟通。"

【点评】我们的工作首先建立在遵守医院各项规章制度的基础上,然而不是所有人都能够理解并遵守,当患者及家属出现不良情绪时,我们应避免与其发生正面冲突,而要尽量克制自己的情绪,给予委婉的解释,避免发生口角。

我立即电话联系了值班医生,向他汇报了这件事情,他说他不同意患者外出。患者及家属依然不放弃希望,要求我给他们的主管医生周医生打电话,周医生也给出了同样的答复。患者及家属对此结果表示强烈不满。患者生气道:"我是病人,来住院的,又不是来坐牢的,谁给你的权力限制我的人身自由?"患者情绪十分激动,一把把我推开,还一直不停地骂我。围观的病友实在看不下去,过来帮忙劝导患者及其家属,但均无效。由于担心场面失控,我赶紧联系了医院消控中心。

【点评】当我们无法解决问题时,可以寻求多方面的帮助,要把患者的安全放在首位,尽量避免与患者及家属发生冲突,必要时可采取特殊手段。

随后,我电话通知了护士长,护士长向家属说明情况并予以劝解,但家属及患者均不接受。家属情绪依然十分激动,并向护士长电话投诉我,但此期间他并未提及其母亲血压高,次日需要手术的事情。主管医生做完手术后立马赶来病房,再次对患者及家属进行劝解,患者最终放弃外出就餐。次日护士长上班,她到患者床边再次进行沟通与解释。患者表示自己当时是一时气急,后来静下来想想你们确实是为了我的安全着想,我儿子也劝我"他们医生、护士也是关心我们,如果他们不重视我们,完全可以不管我们,何必费力劝我们呢",我以后一定配合你们的工作!护士长也感谢患者对我们的理解。

【点评】我们在工作中会遇到一些比较棘手的沟通案例,有时可能结果不令人满意,这就需要我们在工作之余学习沟通技巧,不断提高沟通能力。

案例 1-11 用语言带患者走出误区

【典型事例】"怎么就不能手术了?凭什么不能手术?我都在网上查过了,只要手术前 4 小时不吃东西、不喝水,是不会影响手术的,我就要在今天手术。"一阵喧闹声响彻护士站,也惊动了附近几个病房的患者及家属,一双双眼睛好奇地张望过来。而事情的起因是 7 床患者在术前擅自进水,不得不暂停手术。该患者本来安排在当天行甲状腺全麻手术,前一天责任护士就手术相关注意事项已对这位患者进行了宣教,并强调晚上 12:00 后必须禁饮、禁食。手术当日,上午 9:30 时我接到手术室的电话,通知 7 床患者可以送手术室了。紧接着,我携病历本至患者床边,按惯例再次向患者确认术前准备是否已完成,当询问到有无饮水时,患者告诉我,早上 8:00 时,肚子饿得着实难受,就喝了水,大概 300ml。听到这,我没有马上把错误归咎到患者身上,而是向她确认昨天责任护士是否有向她宣教术前需要禁饮禁食,至少从昨天晚上 12:00 后不得再进食进水。患者回答说护士有跟她说过,但她自己用手机在网上搜索到不需要那么长时间,只需 4 小时即可。并且患者认为她的手术安排在第 3 台,应该要到下午才能做,所以就认为早晨喝点水对手术没有影响。

【点评】当患者的术前准备没有做到位时,应先询问患者是否存在护士语言表达不准确、对患者宣教不足或工作失误未宣教等情况,如果不存在以上情况，就需要深入了解患者没有遵医嘱的根本原因。

关于这个情况，我打电话向主刀医生汇报，主刀医生开医嘱予暂停手术。告知患者暂停手术后，患者的情绪开始有点激动，在护士站大吵大闹，要求继续手术，于是就有了开头那一幕。我见陆陆续续有患者及家属闻声走出来，吵闹声已经影响到整个病房的秩序，于是搂着患者的肩膀："阿姨，您先别急，暂停手术是为了您的安全考虑，如果您强行手术，可能有很多风险，我们病室走廊里正好有一些图片资料讲解全麻手术的术前准备及存在的风险，来，我带您去看一下。"

"哎哟，这有什么危险呀，我网上查过了，只要4小时禁食禁水是可以手术的，你去跟医生说一下，推到今天下午做不就行了吗。"患者挪动着脚步，嘴上仍念叨着今天要完成手术。

"阿姨，网上查到的内容不一定准确，尤其是专业性的知识，还是得听专业人员的建议。"我指着墙上的图片，温和地讲："您看，您这个甲状腺手术得全麻进行，麻醉时需要气管插管，像您这样喝了水后做手术，气管插管时水很容易从胃里反流进入气管。您想想平时喝水呛到气管都那么难受，更何况手术的时候呢，严重者会导致无法呼吸，这岂不是大大增加了手术风险。"

【点评】当患者因专业知识缺乏而出现质疑医护决策的情况时，可以借助科室宣教用的图片资料，并用通俗易懂的语言、事例帮助患者理解执行该决策的原因，获得患者对医护工作的配合。

"小姑娘，你说的我倒是听懂了，但网上不是说只需要4小时禁食不就好了吗，阿姨年纪大了，挨不住饿呀。"此时，患者逐渐恢复平静，语气也缓和了下来。

"阿姨，网上有些信息是人为编辑的，只是个人的观点和见解。如果您真觉得饿得慌，可以和我们说，医生会给您输注葡萄糖水来补充能量。"

"照你这么说，我今天是不能做手术了，那要什么时候才能手术呀？我想快点手术完好早点出院，家里一大堆事情呢。"患者有点焦急，怕短时间不能完成手术。

"您先别急，我帮您问一下医生，看能不能安排在明天。"我微笑着安抚患者，并马上打电话给医生。

"好，好，谢谢小姑娘了！"

【点评】通过对话可以获取患者对行动需求的看法。患者目前的最大需求就是尽快手术，了解患者需求后，就可以在能力范围内给予支持，尽快满足其需求。于是当面即刻给医生打电话,让患者知道护士第一时间在为她解决问题,给予其重视感。

经向医生反馈后,医生将该患者的手术安排在第 2 天,患者得知后非常满意,并表示这次绝对听从护士的话,今晚按照护士通知的禁食禁水。

■■ 案例 1-12　迂回化解干戈

【典型事例】患者张×,患有腹主动脉瘤、尿毒症,5 月 17 日在导管室行"右侧股动脉穿刺＋腹主动脉瘤腔内隔绝＋肠系膜上动脉烟囱支架置入＋右侧髂外动脉 PTA＋STENT 术",术后入住我科病房。办公班把患者安排在 34 床。新患者家属刚把东西拿到 34 床,原 34 床患者的家属就怒气冲冲地跑到护士站:"是谁把我们的床位安排给其他患者的,我爸明天从监护室转出来睡哪里?"办公班的小姑娘一下子被骂愣了。我在一旁看到,连忙走到原 34 床患者家属面前说:"你是×××的儿子吧,有什么事和我说。""有什么好说的,34 床一直是我爸住的,我们是不会让的!"原 34 床患者的儿子铁青着脸说。"你是担心你爸从监护室出来没床位吧? 这样,你和我到办公室坐下来,咱们好好说。""有什么在这里不能说的,就在这里说清楚。""你看,这边来来往往的人那么多,声音也嘈杂。我们去办公室坐下来慢慢说,一定会帮你把问题解决的。"我一边做邀请的手势,一边领他往办公室走。

【点评】工作中,护士与患者家属之间的关系,实际上是护患关系的延伸。护患沟通,除了与患者沟通外,还要与患者家属沟通。面对突如其来的家属指责,低年资护士缺乏处理问题的经验,常常反应不够灵敏。作为高年资护士应首先站出来解决,明确表示已知晓家属所担心的问题,并找一个有利于沟通的安静环境。床位并不是难以解决的问题,为取得患者家属的信任,可以采用肯定的语气和言语。

家属随我来到办公室。安排他就座后,我说:"你爸爸转到监护室后,我们医生、护士仍一直关注着你爸爸的病情。方主任一大早就亲自到监护室去看过你爸爸了,回来还告诉我们你爸爸的病情,他说现在情况还稳定。过一会儿,黄医生会再去监护室看看你爸爸的"。

"你问过方主任了?"原 34 床患者家属面部表情一下子放松了。

"对,你现在进不去监护室,我也知道你肯定会担心你爸的情况,所以刚才方主任回来跟我们讲了你爸的情况后,我本来想第一时间来告诉你的,想让你放心,但被一些事情耽搁了,没来得及告诉你,真的不好意思。"

【点评】我安排家属就座后,没有立刻谈床位的事,目的是让家属感受到我们医护人员仍在关注患者的病情,并没有因为患者转至监护室而放任不管。转移话题迂回地表达医护人员对患者的关心,得到家属的理解和支持。但转移的话题必须视具体情况和对象而定,要有针对性,不能不着边际,话题的主旨要尽量为正题做铺垫。同时,解释没有及时告知的原因,主动道歉,以退为进,平息患者内心的愤怒。

"你们也挺忙的,能理解,还是要谢谢你们一直在关心我老爸。我们家里人都急死啦,这么大的手术,手术后都没看到,就直接去了监护室。现在听你说方主任亲自去看过了,情况都稳定,我们就放心多了。"这时家属的表情已恢复如常。

"你们也别太着急了,你刚才是想问你爸从监护室出来后床位的问题吧?"

"对呀,现在34床给别的患者了,我爸到时候从监护室出来睡哪,总不能让他一个手术后的患者没床睡吧?"

"不会的,怎么会让患者没地方睡呢。医院规定一位患者只能有一张床,现在你爸在监护室治疗,在监护室就已经有一张床位了。等病情稳定后转出来,医生肯定会给你们安排好的,这方面我们也肯定会做好衔接,不会出现你爸从监护室转出来没有床位的情况,只是之后的床位不一定是34床。"

"那倒也不是非要34床,只要我爸出来有床位就好。不过34床新患者来了,那我们的脸盆、陪客的棉被这些东西放哪里? 监护室也没安排放东西的地方,这么多东西医院、家里来来回回地搬,也不方便啊。"

"噢,这个不用担心。住院期间是会有很多东西的,贵重东西你们随身保管好,其他东西你打包后,我们会有地方给你们放置并保管好的。"

"好的,你们为我们考虑得真周到,麻烦你们了,我刚才太着急,语气有点冲,你们别介意啊。"家属在问题解决好后意识到自己之前的失态,面带歉意地说。

"没事,你关心你爸爸心里着急,一时冲动我们也能理解,是我们之前没有解释好,都不是什么大事情,说清楚就好了,你们这几个子女对父亲的孝顺我们也是看在眼里的,你爸爸真的是好福气啊!"

原34床患者的儿子说:"我现在马上把这个消息告诉我的几个兄弟,他们也很着急,让他们也放心,谢谢你们啊。"

【点评】看准时机,引入话题。沟通中人的心理是渐进式的。护士不仅要用耳朵听,而且要用眼观察,对方的表情、动作等都会显示其心理变化,这就要掌握对方的心理变化规律,在关键时刻引入话题。做好有利于沟通的铺垫后,再涉及主题,会使问题容易解决。我见该家属脸部表情恢复如常后,说明他已经没有敌对情绪,愿意和我交流、沟通了。在沟通过程中,护士要设身处地地去感受和理解对方的处境,解决对方的实际困难,"化干戈为玉帛"。

▬ 案例 1-13 个性化的沟通

【典型事例】那天,我照例在巡视病房,但突然从走廊里传来骂骂咧咧的声音,我立即赶过去。只见48床患者脸涨得通红,语调尖锐高昂,一手叉着腰,一手指着护士站正在破口大骂。这时,不明真相的患者和家属都来围观。我第一时间先将围观的患者和家属劝回病房,然后上前安抚性地拍了拍患者的肩膀,说:"有什么问题我们去床边坐着说,慢慢地讲。"然后将她领回床边坐下,我自己也坐在床边耐心地听其诉说。

【点评】通过对患者面部表情、姿势体态、语调高低的观察,了解到患者处于狂躁的边缘,不及时安抚,恐怕会造成场面失控。先用安抚性的身体接触向患者表达友好及亲近,再把患者带领到一个安静的地方,这样既可以不对病区内其他患者及家属造成不良影响,也为接下来的沟通营造一个良好的环境。

原来是我们的护士在巡视病房时发现她戴着口罩,看上去表情很难受,就关心地问她,是不是不舒服,或是感冒了。患者说是同一个病房的病友发热了,她也被感染了,今天测量体温有37.6℃,人也感到不舒服,所以就戴着口罩。为了打消她的顾虑,护士当时很负责任地回去求证,然后告知她那个病友并没感染发热,所以不存在别人传染给她的情况。目前她的病房只有她一个人体温略高,可以适当地多喝水,注意休息。患者当即就叫道:"那个病人是你们工作人员的家属,你们就特意包庇。"当时护士隐忍着没有与患者发生正面冲突,而是回避,离开患者回到护士站。而患者不依不饶,追出来骂,于是就出现了上述情况。

【点评】倾听时要全神贯注,倾听者要善于运用自己的听觉、视觉等感觉器官,选择性地获得对方语言与非语言信息。

患者先冲着我一通抱怨。从她的言语中我发现她在反复强调我们对他人的重视,对其的忽视。我耐心地听完她的诉说,并保持眼神、表情专注。患者从中感受到我的真诚对待,得到了重视,于是她将心中的话一通说,说完后她明显松了一口气,表情缓和下来。至此我基本了解了她的个性特点。接着我自然地转移话题,与其聊起家常,因为我想了解一下患者的家庭情况、文化水平等,以便我解决问题。随后我了解到,患者初来到大医院,感觉受了冷落。我心中一松,知道了如何让其满意了。我在微信工作群里向同事们讲明要给予这位患者充分的尊重,她本人对此非常注重。在接下来日子里,我们见到她就向她问候或以微笑示意,患者心情很快明朗起来。

【点评】患者对尊重的需要相当敏感,渴望得到医护人员及病友的认同及重视。高年资责任护士经验丰富,可以指导低年资责任护士针对患者的性格特征做好个性化沟通,及时满足患者对尊重的需要,以迅速建立良好、融洽的护患关系。

◎与不配合治疗的患者或家属的沟通

案例 1-14　导尿管的风波

【典型事例】刘奶奶已 92 岁高龄,腿脚走路不大利索,患有尿失禁,家人为了方便,长期给刘奶奶穿着尿不湿。在家里,刘奶奶除有必要,其他时间均卧床休息。可是这天,因为家中地面湿滑,刘奶奶拄着拐杖一不小心摔了一跤。92 岁高龄加上骨质疏松多年,刘奶奶哪里经得起这一摔,家人马上呼叫"120"将刘奶奶送至医院。经过检查,刘奶奶被诊断为"多发肋骨骨折,骨盆骨折,股骨颈骨折"。考虑到刘奶奶病情严重且已高龄,医生将刘奶奶送入抢救室治疗。在进入抢救室后,家属非常配合,对刘奶奶的病情也极为关注,生怕病情被耽搁。护士在为刘奶奶进行胸带及骨盆带等固定时,发现刘奶奶的床单及尿不湿都是湿漉漉的,而且可闻到一股异味。护士先给刘奶奶更换床单,脱下刘奶奶的衣裤给其擦身,发现皮肤长期潮湿,引起失禁性皮炎,会阴部及肛周皮肤发红变薄,有的地方皮肤发霉,于是立即向医生汇报。医生在了解情况后,考虑到患者的骨折牵引治疗,目前不宜经常搬动,建议留置导尿管。但是家属一听要留置导尿管,态度立即发生了180°大转变。

【点评】留置导尿是护理失禁性皮炎患者的重要内容。家属由于缺乏这方面的知识,所以不能理解插导尿管的必要性。面对无法避免的"吵闹",要抓住重点,从根源解决问题。刘奶奶的家属对刘奶奶很孝顺,对她的病情非常关心,对医生的治疗也非常配合,这已经为良好的沟通打下了基础,可以以此为线,加强引导,更利于问题的解决。

家属马上扯着嗓门喊道:"不要插,不要插,你们又来这一套,一根管子能赚多少钱,不要以为我们不知道,我们以前插过的,老太太难过死了,你们为了自己少换床单,不考虑患者的感受,就随随便便给插上导尿管,真的是看错你们了!"听到家属这样的回答,医生和护士不免都会心中感到委屈。于是医生解释道:"你们理解错了,并不是钱和换床单工作量的问题,而是老太太年纪这么大,多处骨折,更换床单这样大幅度的动作需要经常翻动身体,会引起骨折断端移位而损伤局部的软组织、血管、神经等,会加重病情,甚至危及生命。我们也是反复评估病情,才建议插导尿管的。"家属听了医生的解释,语气稍微有点缓和,马上说道:"毛病重,我们也知道,我妈妈因为尿失禁穿尿不湿好几年了,皮肤也会经常发红,只要红外线照照,涂擦这个药膏,好好很快的,我妈妈肯定也不愿意插导尿管的。"说完家属从包里拿出一支卤米松乳膏。我听到后马上把医生劝回办公室,同时微笑着将家属带到床边坐下休息,并安抚家属的情绪。

【点评】患者都希望"清清楚楚就医,明明白白治疗",所以当患者及家属提出疑问时,有时不要急于做出解释,这样可能激化矛盾,我们可以选择避开矛盾双方,由第三方来进行沟通。沟通时注意态度和蔼,语气亲切平和。语气平和得当是良好沟通的先决条件。

家属坐下后,我走到刘奶奶床边,轻轻地给刘奶奶盖好被子,也在床边坐下,然后拉着刘奶奶微笑着问:"奶奶,你平时都是穿着尿不湿的吗?""对啊,平时就是这样一直穿的。""那奶奶你解小便时有感觉吗?"这时家属插进话来:"我妈就是这样子,失禁,有的时候自己也不知道。"我边听边点头回应:"奶奶,刚刚医生说的你都听到了,因为你有多发肋骨骨折、骨盆骨折、股骨颈骨折,不宜多翻动,如果经常换尿不湿、换床单,翻动身体会加重病情,骨折的地方会长不好,而且你涂擦的药膏是含有激素的,皮肤会越来越薄,问题会更严重,你要吃的苦头会更多。""那怎么办?导尿管插上人会难受死的。"此时家属嘴上虽然还是坚持,但是态度已经开始有了松动。我继续尽力耐心说服她:"像你这种情况,我们遇见过很多,经验很足,所以你们放心。医生建议插导尿管,也是为了奶奶的病情着想,而且如果皮肤破损发生感染,也会耽误手术。"家属看我这肯定的态度,转头望向躺在病床上的刘奶奶一眼,犹豫片刻,说道:"那一会儿你能亲自来帮我妈妈插尿管吧,你是老护士,经验应该很足,动作熟练,我放心一点。"我点头答应,转头看着刘奶奶问:"奶奶,你上次插导尿管是怎么样不舒服?""上次插导尿管是在我们家那边的医院,第一个护士插了半天都没有成功,后来我难过得叫了起来,又叫了一个护士过来帮忙,捣腾了很长时间才插进去,我难过了好几天才慢慢好起来的。"说完,刘奶奶拉着我的手又说,"你们也是为了我好,这次摔得太厉害了,我听你们安排。"患者和家属同意后,我立刻行动起来:"好的,我现在就去准备,待会儿我动作利索、轻柔一点,尽量减少插管时给奶奶带来的不适。"

【点评】在与矛盾方进行沟通时,可以采用"开放式沟通",沟通时要注意眼神交流,让家属体会到医者仁心。家属不愿配合,是因为刘奶奶之前插导尿管后出现各种不适而心有余悸。这时我们可以从侧面切入,让患者家属切实理解医护人员的初衷,是真心实意希望能为刘奶奶减轻痛苦,尽快恢复健康,从而使他们主动配合治疗。

随后,我边插管边让刘奶奶放松,顺利地给她插上导尿管。刘奶奶说这次没有感到一点点的不舒服。后续我们也为刘奶奶提供了专业的医疗护理服务,对家属的疑问也是有问必答,我们的专业表现消除了他们的后顾之忧。看着刘奶奶一天天好起来,家属脸上的笑容也越来越多,之后还专门找了一个机会向主管医生和我表达了感谢。

【点评】我们以专业向患者和家属证明了医护人员有足够的底气为患者提供全面、安全、专业的服务,他们完全可以信任我们,安心配合,从而尽快康复。

■ 案例 1-15 检查争议

【典型事例】午后的阳光,渐渐爬上了窗棂。那斑驳的光影,温暖了病房的每一个角落。"啪!"纸张拍打在桌面的声音,打散了缓缓流淌开来的静谧,同时高亢而激动的呼喊声也随之传来:"护士,给我把主管医生叫来,我要出院,不开刀了。"我连忙过去,呼叫的是住在护士站正对面的 21 床胡×,是一位右膝半月板损伤的老年患者。"怎么了？手术都没做,是不是有重要的事情要处理,不得不出院。"我第一时间主动上前,态度温和地询问。患者双眼瞪着我说:"做什么手术,早晓得不来你们医院了,就一膝关节受了点小伤,到现在手术都还没做,只知道给我东检查西检查的,又是拍胸片,又是做心电图,又是 CT。我想都检查完了,明天总可以开刀了,唉,明天还要做个 MRI,你们给我检查这么多项目,这么多天了,钱都用完了,再下去我腿也不用看了,自己都长好了。"说完,再次用力地拍了一下桌上的 MRI 检查单。

【点评】检查前的健康宣教很重要,不仅要向患者充分解释检查前准备的必要性,还要告知检查的目的,以提高患者检查的依从性,而不是简单告知就算完成任务了,否则会给后续工作的开展埋下一定的隐患。对于需要做手术的患者,其中多数缺乏医学知识,特别是缺乏与手术有关的各项检查治疗及解剖生理学知识,对医生开出的各项检查的目的产生怀疑、反感,极易导致心理冲突。

我连忙安慰患者:"大伯,你消消气,我先要向您道歉,在通知您检查时我们没有详细告知您检查项目的目的和重要性,做 CT 检查主要是看膝关节的骨头结构比较准确,可以看出您膝关节有没有骨折、软骨损伤;而 MRI 检查软组织更准确,可以看出您受伤的膝关节韧带有没有损伤、断裂,膝关节关节腔内有没有积液、积血等。膝关节是人体最大最复杂的关节,由关节滑膜、关节软骨、半月板及多根韧带等组成,万一膝关节有韧带损伤,因拒绝检查耽误手术时机,对您以后关节的活动会有很大影响。尤其是像您这样的强体力劳动者,保护膝关节非常重要。"患者听了我的专业解释,理解了各项检查的必要性,语气也缓和了下来,说:"都像你这样跟我说明白就好了,我们也不懂,以为 CT 和 MRI 检查是一样的。如果这次不看好,以后影响的是自己,谢谢你。"

【点评】态度真诚,主动表达歉意,再做出适当的解释,就更容易让人接受。在与患者沟通时,应该尽量站在患者的立场去考虑问题,想患者之所想,急患者之所急,设身处地考虑患者的立场和感受,有助于建立良好的护患关系。

第 2 天,患者如约做了膝关节的 MRI 检查,检查后一回到病房就找我说:"沈护士,能不能让医生帮忙在电脑上看看,我 MRI 检查有没有问题,快点告诉我下一步该怎么做,我急都急死了!"我马上请医生在计算机上看了患者的 MRI 检查,结果显示膝关节前交叉韧带损伤,需要手术修补。于是我把结果告知患者,同时向他讲解了手术的方式、预后、锻炼的方法、今后的保养及注意事项,患者听了连连点头。

【点评】真诚是医患沟通的基础和根本,因此在医患沟通中,医务人员的态度首先要真诚,能够通过这种态度向患者传达我们的心情和责任。真诚地表达自己对患者的关心,希望为患者寻求最好的治疗与处理方法,以让患者体会到医务人员的重视,感受到医务人员的真诚。

在住院治疗期间,我们都非常关注这位患者的康复情况,他也很配合我们的治疗。2 周后,患者满意地出院了。

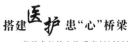 **案例 1-16　将心比心**

【典型事例】又是一个忙碌的周一,这天办理出入院的患者很多,我们也忙得不可开交。病房里新来了一位 60 多岁的女性患者,在她老伴的陪伴下前来住院,责任护士详细地对两位老人进行了入院宣教后,就安排患者住进了病房。

这是一位贫血的患者,现在体温 38.6℃,我接到了要给她抽急诊血和血培养的医嘱。在核对医嘱准确无误后,我准备好采血用物,推着治疗车来到患者床边为其抽血。准确核查身份信息后,我刚说要给她抽血,她的脸色瞬间就变了,特别不情愿。她的手指着治疗车上的试管,用诧异的眼神盯着我,问我:"我需要抽这么多管血?"我点点头。还没等我开口,她就发出一连串的质疑:"为什么要给我抽这么多血啊? 我前天在别的医院抽了那么多,怎么还要抽? 哪里有这么多血好抽的啊! 再说这么多血都把我身体里的血液抽光了!"

我听完之后,马上去安抚她的情绪,耐心地对她解释道:"阿姨,您别着急,我很理解您的心情。您会有这些疑问也是很正常的,不过您能先听我给您解释一下吗? 不是说您前天抽过血,今天就可以不抽了,每个时期的指标都是不同的。您现在体温高,我们抽血是为了查一下发热的原因,及时掌握您的病情变化,医生要根据您的检查、检验结果综合评估后才能制定详细的治疗方案。况且您本身就是血液系统方面的疾病,抽血检验就更有必要了。您说是不是呀?"

【点评】当向患者说明需要抽血检查时,患者立即表达了她的不满以及不理解。此时我们应该及时向患者做好解释,避免激发矛盾,影响正常工作的展开。同时,要语气温柔、态度诚恳地向患者解释此次抽血的原因,取得患者的配合。

看着患者将信将疑的眼神,我知道她的情绪已经逐渐稳定下来。"阿姨,您别看这么多管子,其实呀,我们抽血检验的量不多,加起来一共不到50毫升,而且我们身体里是有造血细胞的,这些细胞人体是可以再造的,您多吃点营养的食物很快就补回来啦。"我笑嘻嘻地对患者说道。听完我的解释,患者表示了理解,同意抽血,配合我完成了工作。

【点评】虽然患者能配合抽血,但仍然有一些不理解,此时我们更需要耐心地解释,将专业的术语转化成通俗易懂的日常用语来解释患者所关心的问题。

抽血结束后,在整理用物时,我听见她对一旁的家属说:"老头子,你就回去吧,我现在就有点发烧,等一下医生给我开了药,我吃完药就好了。"我听到他们的对话后说道:"阿姨,您现在血红蛋白比较低,有跌倒的风险,所以需要家属 24 小时陪护。同时要尽量避免起床活动,以卧床休息为主,床栏也要拉起来。上卫生间的时候,起床要慢一点,不能太着急,先在床边坐一会儿,慢慢站起来,待状态稳定了,再慢慢走去卫生间,记得要穿防滑拖鞋。"听到我嘱咐患者家属要 24 小时陪护,患者立即反驳道:"没事的,没事的,我一点事情都没有的,不用人一直陪着的,你让他回去好了,我自己一个人可以的。"

【点评】患者并没有认识到自己病情的严重性,而是比较心疼自己的老伴,希望老伴能回家好好休息。此时,我们需要坚定立场,向患者及家属强调陪护的重要性。

我向患者解释道:"阿姨,您现在除了发热,可能没有其他不舒服的感受,但是您现在血红蛋白低,起来容易出现头晕、乏力症状,跌倒的风险是很大的。如果您一个人在病房里,上卫生间都是很危险的。有您老伴陪着您,他还能帮您,而且两个人一起也能聊聊天,就不会那么无聊了。叔叔这几天也辛苦一下,没事情的时候要适当休息一会儿。"一旁的家属听完我说的话,也急忙对患者说:"这个护士说的有道理,你就别操心了,我都把家里的事情安排好了,就在这陪你,好好养病,争取早点出院。"患者和家属对陪护问题都表示理解,患者在听到家属留下来 24 小时陪护时也露出了开心的笑容。

【点评】在发现问题所在时,我们要及时地做好沟通解释工作,缓解、消除患者及家属的担忧和疑虑,有效的沟通有助于建立良好的护患关系。针对老年人的沟通,我们医护人员需要更多耐心,关心其点点滴滴,保障医疗护理安全。

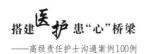 **案例 1-17 守住安全的底线**

【典型事例】"嗯?你不是去给患者打餐前胰岛素了吗,怎么回来了,这么快打好了?"办公班护士坐在计算机前看我推着治疗车又回到护士站问道。"没呢,3 床家属说患者午餐后测血糖偏高,要求在医嘱的注射量上再加一个单位。我让他先别吃晚饭,回来查一下他餐后血糖值。"我跟办公班护士说完,正准备在计算机上查看患者中午的餐后血糖值,家属便随后跟至护士站说道:"你不用查电脑,中午护士测血糖的时候我在旁边,好像是12.0mmol/L 左右吧,平时我爸都控制在 9.0mmol/L 左右的范围,今天有点偏高,你就直接加一个单位打就好了。"

我刚好打开 3 床患者的电子病历,午餐后血糖值是 12.3mmol/L,对比患者以往餐后血糖是偏高了点。护理记录单上也写明汇报过医生,医生觉得血糖不是很高,就没有开医嘱予特殊处理。于是我跟患者家属说:"先生,我们护士必须按照医嘱执行,不可以擅自更改胰岛素剂量,我得打电话问一下医生,麻烦您稍微等会儿。"

【点评】对患者的要求需要在不违背治疗原则的前提下满足,临床上偶尔会遇到一些患者或家属"久病成医",会提出一些自以为是的要求,护士一定要有正确的判断能力,不能为了"大事化小,小事化了"而违背原则。

患者家属流露出不耐烦的神情:"我们在家的时候都是根据血糖高低打的,经常会加减,一点事都没有,怎么让你们加一个单位就那么难呢?"我连忙解释道:"先生,我们护士的职责是正确执行医嘱,自行给患者调整剂量是不可以的。"但家属丝毫不理会我的解释,大声喊:"我们是病人,打在我们身上,打多打少我们自己有决定权,我爸这边急着吃饭呢,等会饭菜都凉了,你们搞这么多事干吗!你们领导呢,我去跟她说。"我见家属的情绪越来越激动,担心影响到病房秩序,就顺着他道:"好,好,我带您去找我们护士长,我们护士长在办公室整理病历,您随我来。"

【点评】情绪很容易传染给他人,家属在护士站大声喊叫,会把不满、激动的情绪传染给周围的患者及家属,甚至会引起围观。封闭、安静的环境更有利于交谈,所以在进行沟通前需要先营造一个良好的沟通环境。在沟通过程中,也可以适当满足对方的合理要求,满足其心理预期,缓和气氛。

我陪家属来到护士长办公室,还没跟护士长讲明情况,家属就率先开口问:"你就是她领导吧?""对,我是科室护士长,发生什么事情啦?""护士长……"我想开口解释,就被患者家属打断:"既然你是领导,你总能决定吧。我爸中午的血糖值偏高,我就让护士把晚餐前的胰岛素加一个单位,这护士就是不肯,一定要去问医生。我们病人都没意见,她担心这担心那的。"护士长虽然还未知事情的整个经过,但从家属的话中也了解了大概,对家属解释道:"我记得您好像是 3 床患者的儿子吧,您倒是对您父亲的病情十分关注,连他的血糖值都记得,您父亲有您这个儿子真幸福。不过,我虽然带了个'长'字,但也还是个护士,没有更改剂量的资格。而且,胰岛素的剂量都是医生精密计算过的,擅自更改会带来很大的危害,如果出现严重低血糖反应,会有生命危险的。"

【点评】有时候一句简单的赞美可以瞬间缓和一个人的情绪,所以千万不要吝啬你的赞美。但赞美需要把握尺度,需要洞悉对方具备什么品质,渴求什么。

家属在听到护士长说他孝顺、关心父亲病情时脸色已有所缓和,但听到后面的危害时,又担心道:"怎么还会有生命危险?"护士长点点头:"如果您父亲血糖并不高,胰岛素剂量增加就会引起低血糖反应,血糖过低是非常危险的。这样,让我们护士先给您父亲测一个血糖,如果血糖值偏高,就询问医生是否需要更改剂量,一个电话很快的,得到医生的指示,我们会立即按医嘱执行。等会儿我再让护士帮您把饭菜拿去热热,保证您父亲能吃得舒舒服服。"家属听完连连点头,知道了问题的严重性,同意护士长的建议,并表示感谢,保证之后不会在家里擅自更改胰岛素剂量,严格遵守医嘱。

案例 1-18　同理心是沟通的桥梁

【典型事例】近年来,脑梗死年轻化的趋势越来越明显。今天下午从急诊转到我们科室的 21 床患者,刚迈入而立之年,因今早起床后发现自己左侧肢体活动不便而来急诊就诊。患者目前左上肢肌力 2 级,左下肢肌力 3 级。白班责任护士交班时特地嘱咐我一定要让 21 床患者每 2 小时翻身一次,防止发生压力性损伤,并且告知该患者情绪有点低落,让我加强关注。

【点评】对于有心理问题的患者,需要加强心理护理,重点交班,当班护士要多留意患者的心理变化,防止发生意外。必要时与患者进行交谈,给予精神上的支持及鼓励。

我接班后定时巡视病房,每2小时帮助患者床上翻身,由于患者体型偏胖,左侧肢体活动不便,需要其家属协助翻身。开始两次翻身,患者和家属还算配合。但当我晚上10:00巡视病房,叫醒家属一起帮助患者翻身时,患者摆摆右手表示拒绝,并说晚上不要因为翻身吵醒他,会打扰他睡眠。我眼睛看向家属,家属也摇摇头说:"算了,随他吧,就让他晚上好好睡觉吧,别去打扰他。"家属说完就要继续躺下。我见患者和家属并没有认识到2小时翻身的重要性,觉得有必要向他们详细讲解一下2小时床上翻身的益处,就跟患者家属说:"阿姨,每隔2小时翻一次身也是一种治疗手段,可以防止皮肤压力性损伤,甚至破损、肺部感染等并发症的发生。您可不要小看2小时翻身的作用,一旦尾骶部或某一部位长时间受压,很容易导致压力性损伤,进而导致感染,影响身体康复,延长住院时间等,牵一发而动全身。您可不能任由他的想法,您儿子一直保持同一姿势躺在床上,时间久了皮肤会损伤,也会很疼的。"家属听完开始劝患者:"儿子啊,你还是听护士的吧,妈和护士帮你一起翻。"患者情绪仍然非常抵抗:"不用翻了,妈你躺下睡吧,再差还能差到哪儿去,我现在左手连拿个杯子的力气都没有,跟残废也没什么区别。"家属听完儿子的这一番话,眼眶泛红,无声地抹眼泪。我听完沉默了一会儿,用手轻抚家属的肩膀,病房陷入寂静。

【点评】当患者和家属缺乏一些与疾病相关的知识时,往往会不理解甚至不配合治疗和操作,此时护士的耐心解释可以让患者走出误区,起到事半功倍的效果。护士有时可以通过沉默来表达感情,沉默在无声中给予情感的支持与交流,适当的沉默也可以为家属提供发泄情绪的空间。当患者或家属难过时,并不一定需要语言来安慰,抚摸、轻拍、双手握住对方的手等肢体接触,都是表达善意的接触性沟通,同样可以起到缓解对方难过的作用。

没过多久,我开口打破这片寂静:"先生,你的心情我也能理解。我和你年龄相仿,我们这年纪正是家里的主要劳动力,像我还是两个孩子的妈妈。干我们这一行,每个礼拜都得上夜班,和程序员一样熬着大夜,披星戴月,我也很怕自己什么时候突然生大病,那整个家可都乱啦。但你作为主心骨不能一蹶不振,你消极下去,家里人也跟着难受,所以你自己首先要积极振作起来,勇敢面对病情。况且,脑梗死没你想象得那么可怕,正确的康复训练可有效提高脑梗死后肢体功能障碍患者的功能康复,只要你坚持做康复训练,基本都可以恢复到身体活动自如的状态,但得遵从医嘱,这才是对病情最有利的做法。"患者听完,睁开泛着泪光的眼睛问:"真还能恢复到原来的行动能力吗?我上班写代码很需要手的灵活性。"我点点头鼓励患者,表示只要他遵从医嘱,坚持康复训练,是可以的。

【点评】护理人员应该有同理心,同理心有助于提高患者的依从性和治疗效果。在沟通过程中要善于运用同理心,能让患者感到自己被关注、被接纳、被尊重、被理解,进而促进患者的自我表达,有利于良好护患关系的建立。对于消极的患者,要给予积极向上的引导,告知患者疾病的良好预后,取得患者对治疗及护理的配合。

当患者询问是否现在可以进行康复训练时,我坚定地回答:"等你病情稳定后,医生会为你制定一套合理的康复运动方案,你只要积极配合就可以了。但是回过头来,咱们目前每 2 小时翻身一次是非常有必要的。你一定要好好配合,我现在就可以向你保证,明天一早我就替你向你的主管医生打个招呼,请他尽快把康复方案定下来,这样你就能早行动早康复了!"患者听了感觉信心倍增!

之后患者都积极配合翻身护理。

案例 1-19　双向理解,温暖同行

【典型事例】"护士,我妈妈还要多久才能做手术啊?现在都已经中午了。"我正在计算机上录入中午测量的体温数据,有个家属走过来问我。我移开盯着显示屏的视线,抬头看向家属:"今天是周四,手术的病人比较多。您妈妈是几床呀?我帮您查看一下。""嗯,47 床。"查看系统后,我告诉家属:"前面还有两台手术,具体需要多少时间也不确定,我们也是接到手术室电话通知送手术室才把患者送下去。"

患者女儿一听她妈妈还不能马上做手术,语带愠怒地说:"我妈妈从昨天晚上开始禁食,你看看到现在都几点了,再等下去人要吃不消嘞。""您别急,医生都开好了葡萄糖液体给下午手术的患者补充能量,静配中心刚刚把液体送上来,治疗室里护士正在整理液体,整理完就来给您妈妈输上。"我向患者家属说明处理方案。"那你们赶紧的!"家属扔下这句话就返回了病房。

【点评】手术多的日子,有些患者等待的时间长,就会有患者和家属抱

怨,其中抱怨最多的就是禁食禁饮时间长,耐不住饥饿。因此,除了做好安抚工作外,也要切实为患者解决机体需要的问题。

片刻后,我带着输液盘来到 47 床患者的床边。47 床患者正躺在床上闭目养神,听见动静睁开眼睛,见我进去就问我:"护士,是轮到我手术了吗?"我连忙回道:"阿姨,还没这么快,您前面还有两台手术的病人没送手术间。我来给您输点葡萄糖液体,免得等会低血糖。"

患者听到我的答复,略有点失望,语气淡淡地开口:"哦,我不想输液体,我就想快点手术。"我劝导患者:"阿姨,手术的快慢还得看实际手术情况,这快一点慢一点谁也说不准,还是先挂点葡萄糖比较妥当。您本身有糖尿病,长时间不进食,很容易发生低血糖。"但患者没有把我的话听进去,仍然拒绝:"我自己知道自己有没有低血糖,我现在没什么不舒服,不要给我挂!再等等,我想挂的时候会打铃的。"患者的女儿也在一旁附和:"算了,我妈现在不想挂就不挂。"

但我担心存在隐患,还是耐心地与患者说:"那先测个手指血糖看看,如果血糖值在正常范围,就先不挂。"患者点点头表示同意。我立即去拿血糖盘为患者测了手指血糖,结果为 4.5mmol/L,还得劝患者尽快输上葡萄糖液体:"阿姨,您现在血糖是正常偏低值,得马上输上液体,不然等会发生低血糖也会影响手术。"患者一听会影响手术,便立即同意输液。

【点评】患者拒绝配合治疗导致有出现低血糖的风险,护士一定要先做好解释工作,争取患者的配合。若患者仍然表示不配合,但为保证患者的安全,一定要另外采取措施,为患者测定血糖值,或请求其他同事或医生的帮助说服患者。

我正在给患者输上液体,旁边的患者女儿有点抱怨:"就是等太久了才会血糖偏低,还要输液这么麻烦。从昨天晚上到现在我妈都没吃东西,连点水都不能喝。你们也知道我妈有糖尿病,那怎么不把我妈手术安排在前面呢? 如果早点手术,就什么问题也没有了。能不能去和医生说一下,换一下顺序让我妈先做手术。"我见患者女儿皱着眉头,言语中流露出不满,立刻安抚道:"我知道您是担心您妈妈的身体,但手术顺序是医生们商讨后决定的,手术医生的时间也早已安排好,不能随意调动前后顺序。上上台手术的病人已经回来,再等一台就轮到了。"

【点评】表情在人际沟通方面起着重要的作用,表情能反映人的心理活动变化。有时候患者或家属的不满没有直接从口中说出,但会反映在脸上,要通过面部表情及时发现对方的不悦,避免矛盾积累。

家属脸色不霁,反而是床上的患者突然开口劝慰道:"我没事,这不是还没低血糖么。我之前听一个老病人说他们这周四手术多,还有人要等到晚上,这样相比我还算运气好的。"患者的一番话非常通情达理,我内心有被触动到:"感谢您的理解,很多患者等待手术时间长也会有情绪。"家属听完也没再说什么,坐在椅子上陪着她妈妈。葡萄糖液体输完没多久,就接到手术室电话送 47 床患者手术。

患者手术十分顺利,后续康复也非常快,患者和家属都表示很感谢医生和护士。有一次我去给患者测血糖,患者女儿说手术当天心里着急,语气有点冲,为她的行为表示抱歉。我表示理解她当时焦急的心情,并没有介意。

【点评】高尔基说:"如果人们不会互相理解,那么他们怎么能学会默默地相互尊重呢?"学会理解,人与人之间就有了沟通的纽带;学会理解,人与人之间的矛盾就会迎刃而解。医务人员理解患者的病痛,理解家属的焦虑,患者和家属体谅医务人员的付出和辛苦,就能减少医患矛盾的发生。

案例 1-20 求助——被低估的沟通能力

【典型事例】护士站时间显示屏跳到 9:00。"测血糖的时间到了,你先去给开了床边血糖医嘱的患者测血糖,其他的我等会儿再教你。"带教老师向我说道。

"好,老师,那我先去测血糖。"说完,我走向治疗室去取测血糖治疗盘。呼吸内科是我轮转的第一个科室,医院培训结束后,这周一刚来科室报到,许多科室制度还不熟悉,只能先从简单的护理操作开始做起。呼吸内科的糖尿病患者也不少,我从前往后一个个测过来。很快到了 10 床患者床边,我核对患者身份信息后,照例询问患者:"阿姨,您什么时候吃的早饭,饭后 2 小时要测血糖了,您看看时间到了吗?"

"早饭?我还没吃早饭呢,不是你们通知我说要做肝胆脾胰超声检查,让我从昨天晚上 8:00 以后就不要吃东西,10:00 以后不要喝水的吗?现在又来问我什么时候吃早饭,我连早饭前的胰岛素都没有打。"阿姨觉得有点莫名其妙,反问我。

我心里"咯噔"一下,有点无措:"阿姨,不好意思,我不知道您今天做空腹检查。"

【点评】 作为一名临床护士,无论什么原因出现工作失误,都要勇于承认,及时、主动向患者道歉,避免与患者发生争执。

阿姨摆摆手,说:"哎,算了,看你也像是新来的,那我不用测血糖了吧?早饭没吃,胰岛素也没打,测了也没意义。"

我内心有点犹豫,从来没有遇到这种情况,不知该如何处理。觉得阿姨说得也有道理,没有进食,也没打餐前胰岛素,而且测血糖手指也蛮疼的,没必要白白扎一针,但医嘱开在这里,带教老师也没嘱咐我说谁不需要测血糖。徘徊之下,我看着阿姨说:"阿姨,实在抱歉,我也不确定要不要继续测血糖。这样,您稍微等一下,我再去确认一下,问一下主管医生再来给您答复,好不好?"

"去吧去吧,问清楚再来告诉我。"

我回到护士站,向我的带教老师请教:"老师,10床患者等会有空腹检查,到现在都没吃早饭,还需要测早餐后血糖吗?还有,刚刚我不知道她有空腹检查,还问她什么时候吃的早饭,不知道她有没有不满。"

【点评】 寻求他人帮助是一个被严重低估的沟通能力。由于个人沟通能力有限或缺乏沟通经验,导致沟通无法顺利进行,此时可以寻求他人帮助来化解矛盾。而求助时使用的语言也是沟通能力的表现,获得帮助是有效沟通的成果。

带教老师听完,拍拍我的肩膀安慰我说:"没事的,10床患者性格蛮好的,平常人也很有礼貌。你才刚来,我去跟她解释解释,她能理解。虽然她没吃早饭,但血糖仍然要测。走,我和你一起去,我来跟她说。"

我跟随老师一起来到阿姨床边。"大姐,不好意思,这位小姑娘年轻、经验缺乏,刚才冒昧了。"老师耐心地跟患者解释。

阿姨挥挥手表示不介意:"哎,没事没事,一看就能看出来,你们不都是从她那时候过来的,多学学就都会了。不过,我这早上的血糖还要不要测了,还有半个小时我就去做检查了。为了这个检查,我到现在还没吃早饭,也没打胰岛素,我觉得就不用测了吧。"

【点评】 沟通无处不在,沟通的对象是多样化的,护士与患者的沟通是最多的,但绝不仅限于患者,还包括家属、其他护士、医生、领导以及带教学生等。对于上述情况,新护士担心患者出现不满,不只要向患者做好解释,也要安抚好新护士的担忧。

"大姐,很多人像您一样以为禁食禁饮后就不需要测血糖,其实不是这样的。您想想，从昨天晚上 8:00 开始就禁食，10:00 后禁饮到现在，这么长的时间不进食，会有发生低血糖的风险。"带教老师耐心向患者解释。

"可我早晨不是测过空腹血糖吗，挺好的。我也没有身体不舒服，不像是有低血糖的症状。"阿姨还是有疑惑。

"您看，现在已经上午 9:00 多了，距您测空腹血糖又过去 4 小时。而且，每个人对低血糖的耐受不一样，有些患者其实已经发生低血糖，但可能没有任何表现。所以，即使没进食、没进水，还是需要测血糖，这样才能及时发现并预防出现低血糖的情况。那现在我给您测个血糖？"带教老师询问患者的意见。阿姨果断把手伸出来，说："赶紧测赶紧测，低血糖对身体危害可不小。"测完后，所幸患者没有发生低血糖。

我听完老师对患者的解答后，又学到了一些新知识，这些知识在书本上都是没有的。同时，我也佩服带教老师的能力，三言两语就顺利解决了这个小问题，也保证了患者的安全。

■ 案例 1-21 另辟蹊径解决问题

【典型事例】"老汪，您最近是不是在偷偷减肥啊？您可不能太瘦，不精神。"汪大爷算是我们血透室的老患者了，透析龄 15 余年，从确诊为尿毒症后就一直在我们医院做血透，熟悉后我们都亲切地称呼他为老汪。老汪平时自律性很强，也十分关注自身疾病，这本是一件好事，但老汪有时候会过分控制饮食，最近甚至出现营养状况欠佳的情况。向患者宣教要注意营养摄入，老汪满口答应回去改善饮食，但回家就坚持自己的饮食原则。这次，老汪的营养指标又不太理想，血红蛋白和白蛋白数值都偏低，我就准备向他宣教饮食的注意事项。但我一开口，老汪也早知道我又要老生常谈："哈哈哈，都一大把年纪了，还偷偷减肥，这不是让人笑话吗。您想说什么我还猜不到？不用再劝我啦，吃什么东西我自己都有安排。"我看老汪又固执起来，就把他的情况及营养不良的影响都如实跟他说明，希望能让他意识到其中的利害："老汪，您最近血液检验报告血红蛋白和白蛋白都偏低，体重也下降了点，持续时间长容易发生感染，继续加重下去各个器官功能也会出现问题，您必须重视自己的营养状况，多补充优质蛋白。"

老汪听了后表情依然泰然自若，不以为意地说道："不用吓唬我，十几年了不还好好的，我得控制体重，不能多吃。"我一边记录生命体征，一边跟患者说:"不一样,您以前指标还能控制在正常范围内,现在已经低于正常值。体重是得控制,但现在体重偏低,平常都吃什么呀?"老汪回答:"呐,吃肉会胖,那少吃肉不就好了。"我发现老汪的饮食结构明显存在问题:"这可不对,一些肉类含有丰富的优质蛋白,适当摄入很有必要。你可以吃些瘦牛肉、鱼虾、鸡蛋等,都能补充蛋白。""好好,我心里有数了。"尽管老汪嘴上这么说,但表情反映他显然心口不一。我见苦劝无果,决定向营养师反映,让营养师和老汪谈谈。

【点评】沟通时揣测对方的真实想法非常重要,不能让患者做到知行合一,即沟通失败,这时需要另辟蹊径,说服患者改变原有的错误习惯。

血透结束下机时,我看老汪的血压记录显示血压值还是偏高,近期老汪的高血压用药做了调整,血压控制不太理想,其间多次向医生反映血压高的问题,医生再次予以降压药物调整,但控制结果仍不尽如人意。老汪也想起血压的事情,问我今天血压怎么样,我如实告诉他,老汪知道后有些焦急:"你看看,你们重要的事情不帮我解决好,天天管我吃饭的问题。这都半年了,药也换过几次了,还是血压高。"我安慰他:"您别急,血压重要,营养均衡也重要。而且调整降压药物本就有个过程,最好去心内科门诊就诊,听听专家的意见。"老汪无法理解:"你说调整降压药物怎么这么困难,还得去心内科看。"我劝导老汪:"人家是专家,术业有专攻,在这方面经验多。"老汪点点头表示认同,说今天不早了,明天早上再去挂号。

【点评】患者非常关心自己的疾病,高血压控制不住成为患者目前的焦点问题,因此护士不仅要重视患者的血压情况,也要重视患者的心理变化,提出可靠性建议,帮助患者控制血压是当务之急。

"老汪,等会营养师要在旁边小房间讲课,你去听一听呗,还有不少其他老病友,您顺便和他们聊聊天。"见老汪下床要走,我叫住了他。老汪心想回去也没事,就待在这里和别的病友交流交流病情。这也是营养师想要达到的目的,希望别的病友能帮助老汪改变饮食原则。下午小讲课时营养师着重讲述了合理饮食的重要性,还请两位患者描述他们的亲身经历,曾经由于营养不良险些酿成大祸。老汪看到了生动的例子,不由得也重视起来。讲课结束后,老汪还特地跑到这两位病友和营养师面前询问饮食改善的方法,主动说自己也要改变饮食习惯。回去后,老汪真的转变了观念,说到做到,不到2个月,老汪的白蛋白、血红蛋白等数值逐渐回归正常。

【点评】其他患者的现身说法可以起到警醒的作用。同为患者,更能感同身受,他们的劝诫比护士宣教的效果更好。

━━ 案例 1-22　一个"救命"的电话

【典型事例】在血管外科病房,华法林是患者常用的出院带药。虽然在出院时已反复交代患者服用华法林的注意事项,告知出血的危险性,强调复查凝血功能指标 INR 的重要性,说明医生需根据检测指标调整华法林剂量,但是在电话回访时,经常会发现有些患者服药的依从性较差。曾有一位下肢深静脉血栓患者,出院时医嘱予华法林片口服,剂量为 1 片/天,并反复嘱咐从出院当日算起需要每周复查一次。在该患者出院 1 周后,我打电话回访:"您好,××患者吗?我是血管外科病房的护士,我想询问一下您出院后的情况。"

"嗯,是我,我出院后腿肿也退了,现在都挺好的,谢谢啊!"

"好的,我看到您出院时有出院带药华法林,您回家后有按医嘱要求按时定量服用华法林吗?"

"嗯,是的,我按医嘱要求吃的,一天一片。"

"您现在出院 1 周了,今天有没有去复查?"

"我现在蛮好的,腿肿也退了,也没你们上次说的牙龈出血、鼻出血什么的?我打算过段时间去复查。"

"看来您对华法林的出血风险也很重视,平时自己在注意观察的嘛,这一点做得不错。但是,即使现在没出血情况,也不能麻痹大意,您还是需要配合复查凝血功能,医生会根据你检查后凝血功能的相关指标来调整您的华法林剂量。"

"我现在自我感觉真的挺好的,没什么不舒服,过半个月复查应该没什么问题,我自己的身体情况自己有数的。"

"您现在刚开始服用华法林,需要严格每周复查一次,等到后面药效稳定了,医生才会允许适当延长复查间隔时间。"

"既然你这么说了,那我明天就去医院复查。"

【点评】用药安全不仅是医疗工作中的重要内容,而且关系到治疗与护理的效果,更关系到患者的生命安全。对于出院患者,院外持续追踪和院内宣教同等重要,在临床工作中,应将延续护理落实到位,动态关注患者后期康复情况。在沟通过程中先称赞他做的正确的地方,稳定对方的情绪,然后再委婉地提出批评建议。这种方法既能使对方品味出你的言下之意、弦外之音,又不会感到难堪。

第2天下午,我再次拨打该患者电话,想确认是否已经遵医嘱复查,"××,您好,我是血管外科的护士,您今天复查了吗?"

"噢,你好,你好!我今天复查了,真是谢谢你啊!如果昨天你没有打电话催我去复查,可要闯大祸了。今天抽血,医生说我指标已经超出许多了,今天不检查的话,真的要出血啦!现在医生让我把华法林剂量减到四分之三颗了。谢谢啊,真是太感谢你了!"

"复查了就好,那我就放心了,下次记得准时复查。"患者幸免于难的喜悦溢于言表,在电话这头的我也能明显感受到。

"我肯定准时复查,不会拿生命开玩笑啦。"

【点评】沟通的目的不是沟通行为本身,而在于结果。如果没有收到预期的效果,患者并未对你发出的信息做出反馈,就无沟通可言。反馈是沟通过程中的一个重要环节,虽然前一天患者在电话中已表述会第2天到医院复查,由于受各种因素的影响,沟通效果并不是立竿见影的,有时会有一定的延迟性,本案例中最终还需要看患者会不会落到具体行动上。通过第2天的沟通,确认前期沟通的成效。患者已来院复查,并承诺下次会准时复查,说明沟通是有效的。

◎与患者家属、陪护/探视人员的沟通

案例1-23 沟通从心开始

【典型事例】患者陈爷爷,91岁,因"胸闷、气急、双下肢水肿"入院,诊断为心功能Ⅳ级,陪伴其入院的是88岁的老伴王奶奶。医生评估病情后,认为患者需要有一人陪护。我作为责任护士,来到患者床边,与患者及家属沟通。

【点评】要与医生有效沟通,了解患者的诊疗计划,及时向患者和家属传递信息,方便患者和家属做好工作和生活安排。

"陈爷爷,您好,我是您的责任护士小李。您目前的状态是需要卧床休息的,住院期间需要有一个人陪护。"陈爷爷一听要家里人陪护就急了:"我

都好的,我在家里生活都能自理,我不需要人陪!"陈爷爷因为着急,说话的同时呼吸也更加急促了。我心想患者91岁高龄,心功能Ⅳ级,如果自行照料生活,极有可能发生心功能恶化及跌倒等意外。无论如何,我一定要取得患者家属的配合。于是我继续解释:"陈爷爷,您先别急,您现在病情加重,又来到一个陌生的环境,如果自行活动和照料生活,随时都有可能发生病情加重和跌倒等意外,您的健康状态就会更糟糕。到时候不但您自己会很痛苦,而且还会加重家里人的负担,所以您现在要配合的,就是让家里人和我们一起来照顾您的生活。"

【点评】在医院里,老年患者是一个比较特殊的群体,沟通时要注意患者的年龄特点。在沟通过程中,要了解患者不愿意家属陪护的具体原因,与患者进行深入的分析和探讨,达到使患者及家属积极配合的目的。

此时坐在一旁的王奶奶也犯愁了,叹了一口气,为难地说:"哎,我也88岁了,自己也有一堆毛病,实在是吃不消陪。"我一边听,一边点点头:"王奶奶,您年纪也大了,确实吃不消陪,就算您要陪,我也会劝您的,您要不要考虑一下让您的孩子过来陪呢?"王奶奶有点沮丧:"我有两个儿子,不过他们兄弟俩家里事情也很多,他们天天忙着赚钱,两个儿媳妇都要带小孩,都没空的,还是不要告诉他们了,省得麻烦他们。"这话我并不赞同:"奶奶,父亲生病,孩子来照顾,这是天经地义的,这是孩子的义务。如果您不告诉孩子,万一您老伴出了事情,将来孩子们会埋怨您的;如果您告诉孩子,他们两个会商量,想办法安排好工作、生活,肯定会来医院照顾父亲的。"

【点评】没有子女陪伴的老年患者内心是极其敏感、脆弱的,而且他们害怕给子女带来经济或者生活上的负担,我们应该努力促进患者与其子女的交流,加强关心,打消患者的顾虑。我们一个小小的举动不仅可以化解矛盾,更能让患者开心,这无疑也提升了我们的工作价值。

王奶奶把她两个儿子的电话号码都给了我,同时我与医生沟通,希望在病情允许的情况下,能够尽快为患者安排检查和治疗,希望可以早日康复出院。回到护士站我先拨通了陈爷爷大儿子陈大(化名)的电话,做了自我介绍后,告知其父亲住院,希望他能尽快来医院照料其父亲的生活。陈大听完啥也没多说,直接就一句话:"我爸爸身体很好的,他平时自己一个人都可以的,不用人帮忙,我家里也是一堆事情,我要看店,我老婆要带孩子,我们都没空。"然后就挂了电话。可是陈爷爷不能没有人管,于是我又拨通了二儿子陈二(化名)的电话,告知其父亲住院,而且与医生商量了,会尽快安排患者检查治疗,如果患者和家属配合得好,治疗过程顺利,一般1周之内就可以出院,请他与家人商量一下,无论如何都要安排好其父亲陪护的事情。陈二答应了,他说他会与哥哥商量,两家人轮流陪护父亲。我将结果告知两位老人家,他们听完后脸上均露出了满意的笑容。

【点评】充分理解患者和家属的难处,耐心沟通,平等沟通,切不可表现出高高在上的态度,不可有焦躁和烦躁情绪;如果一条渠道沟通受阻,可以尝试多渠道沟通。沟通要从患者的利益出发,总之,心之所向,情之所系,沟通无阻!

就这样,陈爷爷住院期间有了儿子们的陪伴,更有安全感,心情愉悦,非常配合所有的检查与治疗,恢复很快,住院第6天就出院了。

案例1-24　高效率的工作需要高效率的沟通

【典型事例】临近下班,留观室重症病房收治了一位由抢救室用平车转入的,考虑是泌尿系感染、脓毒血症的患者。这位60岁左右的阿姨,在女儿的陪同下来到病房。此时我正在另一边指导一位同事书写护理文书,突然听到患者的女儿恼怒地呵斥着我们的小护士:"你们的动作太粗暴了,能不能温柔点? 我妈妈有心脏病,要吓坏的。"我一听情形不对,就立刻放下手上的工作,疾步上前了解情况。原来是患者的女儿认为留观室重症病房的护士在搬动老人及为老人更换衣裤时动作不温柔、细致,老人因此神情紧张不敢言语,患者女儿感觉很心疼,故而指责护士。其实平时安置患者时,护士会动作麻利地先将患者安置到床上,然后把患者身上的贵重物品如戒指、耳环等取下交给陪同入院的家属,接着为患者更换病员服等,这一系列流程护士是相当娴熟、一气呵成的,这中间肯定有一些误会。当我来到患者床边时,抢救室的护士做好了交接工作已经离开,只留下留观室重症病房的护士在继续仔细地完成接收评估工作。我上前轻轻地拉住患者的女儿,柔声示意她不要在这里喧哗,然后请她到留观室重症病房门口来。

【点评】对于情绪很激动的家属,首先要稳定其情绪,其次沟通前要构建一个安静的环境,安静的环境能形成融洽的沟通氛围,利于口头沟通信息的有效传递。

我拉着满脸不悦的患者女儿来到留观室重症病房门口,面带微笑地向她做自我介绍:"您好! 我是这个病房的高级责任护士,我姓沈,您可以叫我沈护士。"患者女儿见我这般温柔、诚恳,语调便不由平和了不少,说道:"我呢,是我们家老大,我们做子女的,不想看到老母亲在医院里担惊受怕,刚才护士不声不响上来就搬,什么也不通知一声,穿脱衣服拿下首饰动作太快了,我们都不知道她到底要做什么,我妈妈被吓得都不敢说话,紧张得手都有点抖了。"我见患者女儿渐渐放下防备,愿意和我好好沟通,就赶紧接过话茬解释道:"我们护士是一心想把患者早点妥善安置,而且监护室患者不能佩戴戒指、耳环,必须全部拿下来,更换病员服,这些都是患者安全、治疗、护理的需要,在刚才的操作过程中,可能护士的解释没有到位,动作比较迅速,搬动患者时大家一起使力的声音比较大,给你带来了不好的印象。由于我们平时收治到留观室重症病房的患者都是非常危重的,要求护士们的动作迅速麻利,尽快妥善安置患者,尽早给予患者治疗,我们的本意是好的。您放心,我们在后面护理你妈妈的过程中会多多注意的,也希望作为子女的你们能体谅。"

【点评】当遇到家属质疑我们的工作时,我们不能与其发生正面冲突,我们要予以解释,说明自己的工作经验及资历,真心诚意地对待患者,恰当地显示出自己的感觉和想法,取得家属的信任,建立良好的护患关系。

患者女儿点点头表示能理解,我本以为她情绪能缓解,却没料到她开始掩面啜泣:"我们是不想住重症病房的,是楼下抢救室的医生非得让我们住。"我忙上前拍拍她的背表示安慰,进一步向她解释:"我已经了解过你妈妈的病情,现在体温很高,有 40℃,发热的原因多种多样,很多疾病的首发表现都是发热。医生把你妈妈收治到监护室,也是为了让她得到全方位的监护观察,尽快对症下药,如果病情不严重,他大可将老人收到这里的观察病房呀。"为了照顾患者女儿的情绪,我在做好解释的同时也给予了适当的鼓励:"目前入住的患者里面,你妈妈的病情相对较轻,等明确了发热原因,病情稳定后就可以转入普通病房。当前希望你们能密切配合治疗,有了你们的支持,你妈妈才会安心接受治疗。我会跟你妈妈好好说,现在没有家属陪护在旁,如果她有任何需要,都可以和我们当班护士说。不要瞧我们的护士看起来年轻,其实工作经验都十分丰富,而且很有爱心、责任心,会尽力给予细心照顾的。"患者女儿听到这里,松了一口气,止住了哭泣,反过来拉着我,想多了解点情况。

【点评】向家属解释入住留观室重症病房的原因,分析利弊,以取得家属的理解和配合。要设身处地、换位思考,充分理解患者的困境和感受,态度要真诚,以便得到家属的信任。

于是我趁热打铁,又进一步和患者家属沟通,详细告知了留观室重症病房的制度等。说话间,患者的小女儿也来了,随着沟通的深入,他们越来越信任我,主动向我袒露心声,让我了解到了患者的一些基本情况。原来患者是黑龙江人,此次在大女儿的陪同下到杭州小女儿家玩,刚到杭州就出现发热了,开始以为只是普通的感冒,没有引起重视,后来高热不退才到医院就诊,没想到病情那么重,加上是异地医保,住院费用报销困难。很多因素凑合在一起,两个女儿既是担心、心疼患病的妈妈,又要承受经济方面的压力,特别是小女儿的负疚感很重,反复说:"如果妈妈不来杭州看我,也不会遭这样的罪,都是我不好。"为了安抚他们复杂的心情,我数次从留观室重症病房出来,及时把患者现在的情况告诉她的两个女儿,心电监测下生命体征都是平稳的,已经在输液了,给予了冰袋物理降温,但还是有恶心、呕吐的症状,没有食欲,喝了一些水等。陆续得到这些信息,两个女儿的心情也平复了许多,连连对我说谢谢,拜托我们费心照顾,留下联系电话后放心回家休息了。

【点评】由于入住留观室重症病房的患者起病急,病情危重,无法预测病情进展,以及探视时间短,不能随时获得患者的信息等,会使家属产生一系列的不良反应,如情绪暴躁、焦虑、失助等。"以人为本"的护理模式,不仅要对患者进行全身心的整体护理,也要加强对家属的关爱和支持。

第2天,患者的体温退下去了,检验指标也好转,慢慢也有了食欲。我们护士全心全意地关心、照顾她,经常嘘寒问暖,做好生活护理和心理护理。患者对我们的护理工作非常满意,神情平静,心情放松。在下午探视时间,患者还迫不及待地告诉女儿我们的护理工作很辛苦,态度很好,让女儿们安心。两个女儿找到我,不好意思地说:"昨天,真对不起了,我们实在是太心急了,朝你们发了火。你们这么照顾我们妈妈,真让我们感动,谢谢你们了!"我连忙摆摆手,说:"没事,误会解释清楚就好,我以后也会叫我们的护士们多注意工作的方式方法,尽量做到解释在前,让我们的患者满意。"母女三人脸上露出了由衷的笑容。第3天,患者病情稳定,转入肾内科治疗,两个女儿多次对我们表示感谢!

【点评】以诚为本,以诚相待,结合家属的心理需求给予有针对性的心理干预,可以降低其情绪低落、无助等应激心理,有效地促进患者康复,优化医护与患者及家属之间的关系,提高患者及家属对医护工作的信任度和满意度。

━ 案例 1-25 查房时间

【典型事例】我们科主任有个习惯,那就是查房时间尽量不要有其他人在旁边聊天,因为这会打断他的思路,进而影响对患者病情的全面评估。有天早上的查房时间,主任像往常一样走进病房开始查房。照例查房的时候我也在一旁,这样有利于我们更全面地了解病情,从而实施更优质的护理。在医生查房的时候,我们都会微笑着示意病房内的患者及家属停止聊天,或者声音轻一些,以营造一个安静的环境,这既是对别人负责,也是对自己负责。

这天 21 床的患者安排了 DSA 检查,在病房等待时,患者家属和病室内其他两位家属若无其事地大声聊着天。主任在跟患者交流时听见有人在大声聊天,就做了个"请安静"的手势。家属们便稍放低了声音,继续喋喋不休地交谈。几分钟后,家属们的声音又不由自主地响了起来,主任见他们仍在继续着,便对这三位家属说:"现在是医生查房的时间,你们聊天的声音打断了我的思路,所以请声音轻一点或者到病房外面去聊天,谢谢配合。"主任话毕,这三位家属走出了病房,然后将门重重地关上。我敏感地发现 21 床家属紧锁眉头非常不高兴,我立刻想起这位家属以前从未来过病房,不了解查房的要求,可能对此不理解,就立即跟着出来准备向他解释。

【点评】护理人员要善于观察、发现,一旦不满的苗头冒出,就要立即找准原因迅速"浇灭"。否则在接下来的治疗中,很可能就会因为这次不愉快,患者及家属的心理等发生改变。但需要注意的是,在患者或家属情绪暴发时,不要立即迎头而上,要学会先倾听。

果然刚到门外,他看到我后,还没等我开口,他就扯着嗓门说:"我回去了,等下我爸爸手术就让医生陪好了,什么态度,还把家属赶出来,走就走,谁还没有个事情,我也要回去上班呢!难怪现在新闻报道医生被打被骂,就凭今天医生这种态度不被打被骂才怪!"另一位家属听到后也开始帮腔说道:"我们老爸都不大会说话的,让医生自己去问病情好了。"随后,我赶紧拉住这两位家属,在走廊上轻声地对他们说:"其实你们都误会了,主任只是不希望他在查房的时候有人聊关于患者病情以外的话题,因为这样会打断他和患者的交流。我能理解你们,知道你爸爸今天需要陪,所以特地请假出来。但是你们也要想想,大家都希望医生查房查得仔细点,开出有效治疗的方案,这样患者也能早康复早出院。而这需要我们给医生创造一个不受干扰的环境! 所以我们在查房时间都会要求家属声音轻一点或者到病房外面去聊天,嘈杂的声音会干扰医生的思路,可能导致医生忽略某个细节,这样非常不利于患者的治疗。"

【点评】当人们产生愤怒情绪时,说话往往会提高音量,这时候你声音低沉下来,语速减慢会显得稳重,让人感觉你能掌控局面。因此,此时应"降低声音,放慢语速"进行交流,以平复家属的情绪。

此时另一位家属也点头表示赞同:"你说得有道理,我们确实应该让医生好好查房的,只是刚才医生要我们出去的语气让人觉得不舒服,感觉好像是在赶我们,所以我们也很生气。如果他先解释一下原因再叫我们出去,我们心里也好过一点!"我笑着对他俩说:"我们主任性子比较直,跟你们讲声音轻一点或者出去聊天后思路又回到查房上了,他绝没有恶意。他一贯是不论是查房还是手术,都非常认真、细致、严谨,真心实意地为患者着想,你们可不能误会他呀!"

这时,主任看我出去这么久还不回来,也意识到有不妥,立即走出病房,亲自向家属解释。经过坦诚的解释沟通,我发现家属的心态明显改变,我看看时间也差不多了,就轻轻拉了拉这两位家属,轻声地提醒:"赶紧进去吧,你们老爸都还在等着医生查房呢!"随后查房顺利继续。

事后我私下对主任说起家属的想法,主任很认真地对我说:"真的是谢谢你,我这个人就是不太会沟通,所以有些时候就会好心办坏事,今天也多亏你,以后这方面我得向你学习,你也得多提醒我一下啊。""其实你后来很快意识到并且亲自出来解释了,才能这么快地解决问题,做得也很不错啊!"主任会心地笑了。

【点评】医护之间有效的沟通是医疗护理工作协调进行的重要保障,把握沟通的态度和责任权限,才能营造和谐的内部沟通氛围,提高工作效率。

▬ 案例 1-26 告知的艺术

【典型事例】一天上午 10:00 左右,我正在巡视病房,科室一名年轻护士找到我,将我拉至走廊,急匆匆地对我说:"孙老师,不好啦,1 床患者的家属很生气,你快去看看吧!"我急忙跑到病房,只见 1 床陈大伯的床尾站着一名家属,他的面孔很陌生,平时不常来病房探视,正用手指着我科一名医生,破口大骂:"你们医生这么牛,说什么不给我们看病啦,越是没本事的医生就越牛!"科室另一名年轻医生回答道:"你这么吵闹,会影响到我们的医疗秩序!"此时病房里的其他家属已开始聚拢过来看热闹,我一看情况不妙,急忙将这位家属请到病房外走廊的一角,用温和的目光注视着家属,并微笑着轻声说:"你好,我是这里的高级责任护士,我姓孙,你可以叫我孙护士,请问你有什么需要我帮忙的吗?"同时我已做好准备,耐心倾听他的诉说。

【点评】运用语言及非语言符号进行沟通,通过简洁的自我介绍既能使对方快速了解自己,又有利于形成良好的第一印象,有利于在短暂的时间内获得患者的信任,合理运用首因效应,为后续护患沟通的发展打下良好基础。

原来该家属是1床患者的亲弟弟,兄弟两人感情非常好,由于平时工作较忙,没法常来探视,今天抽空来医院探视哥哥,碰巧经管医生正在查房。他性子比较急,向经管医生了解哥哥的病情后,得知哥哥病情较重而无法进行手术时,情绪就立即激动了,认为经管医生未予以积极治疗,推脱责任,故双方发生了争执。

【点评】鼓励家属完整地叙述事情的整个经过,要专心地倾听,注意不要打断家属的诉说。让家属配合治疗的前提是家属对医生足够信任,所以要用肯定的语言准确地告诉对方,经管医生具备丰富的临床经验,有助于提高患者对医生的信任度,并将患者最亲密的人都已了解此事的信息反馈给家属,使其更信服。

了解了事情的整个经过后,我就开始与其交谈并耐心地进行解释。一方面,我肯定患者是相信我们医院的,因为该患者已经是第二次住我科了,他第一次住院时病情很重,是我科的医护人员经过一个多月的全力抢救,才把患者从死神手中夺回来,而当时的经管医生就是患者现在的经管医生。另一方面,向该家属说明经管医生已经向其嫂子反复交代过病情,让其相信哥哥的病情的确很重。

【点评】运用积极近因效应,干脆、果断地告诉该家属经管医生不仅具备丰富的临床经验,还曾参与救治患者,非常了解患者的病情。讲事实,解误会,加强积极、良性的心境刺激,使家属形成"最近印象",覆盖患者因情绪过激情况下,形成不良的"第一印象",以取得患者的信任。通过请患者家属进行辅助性回应,再次加固信息的传递,起到强化良性心理作用。

经过沟通,该家属的语气变得缓和了,但还是有些疑惑:"真的是这样的吗？难道是我冤枉医生了？"这时恰巧1床患者的妻子去楼下买完东西返回病房,她平时与我们接触较多,在日常治疗过程中提出的合理需求我们都会予以满足,且经管医生也经常与其交代病情,她对病情很了解,对治疗及护理也很配合,平时与医生、护士的关系都很融洽。我急忙拉住患者妻子的手,向其问好:"王阿姨,你辛苦了,整天陪护陈大伯。刚才陈大伯的弟弟也来看望了,他已经问过医生和我了,但是他对病情还是有些疑问、不理解,麻烦你再跟他解释解释,让他不要误会。"

【点评】沟通中要善于察言观色,通过观察家属的语气、表情、动作来了解家属的情绪变化,及时调整沟通的技巧及策略,赞扬患者妻子,肯定她的功劳。亲属之间信任度是最高的,发挥家属(即患者妻子)的作用,有利于沟通的顺利进行。

患者妻子听完我的述说后,即刻与患者的弟弟进行了沟通:"弟弟,你平时蛮忙的,来医院探望哥哥的次数比较少,这里的医生、护士服务态度及技术水平都很好,只是你哥哥的病情越来越严重了,第一次住院已经算是死里逃生,但这次病情还是很重,随时都有发生意外的危险。不过他们医生、护士都表示会尽心尽力抢救,这个你就放心好了,我们是相信他们才再来这里住院的。"患者弟弟看到嫂子对医护人员十分信任,并对我们工作的肯定后意识到刚才是误会我们了,立刻语带歉意地说:"既然你都这样信任他们,我还有什么不放心的呢? 看来是我误会了! 不好意思,刚才我也是实在担心哥哥,情绪有些急躁,请您代我向医生道歉。"我微笑着回复:"你激动,担心哥哥,说明你们哥俩感情好! 你的心情我完全可以理解,没关系的,我会跟医生解释的,我相信我们的医生也是理解你的。"

这时,经管医生查完病房,从我们身边走过,大概他听到了我们最后的交谈内容,对患者的弟弟笑了笑说:"刚才不好意思哦,我也是心里委屈,认为我已经这么真心实意地为你哥哥治疗,你们还是不理解。如果我刚才再耐心解释一下,说不定你就理解了。"该家属也不好意思地说:"我的性子也该改一改了,不好意思啊。"于是,气氛一下子变得友好、融洽。

事后,经管医生带着歉意地跟我说:"当时幸亏你出马,不然事情会变得很糟糕,我不知道该如何收场。""哪里,最后打动他的应该还是你的高超医术吧! 合作愉快!"我笑着答道。

【点评】医患沟通是一个互换信息、紧密合作、共同治疗疾病的过程,彼此信任、相互理解是建立良好医、护、患关系的基础,优质的医疗技术是基石,有效的沟通是减少医疗纠纷的有效防范措施。通过共情的方式进行沟通,既满足了患方需求,也缓解了医患矛盾。营造一种和谐的氛围,有利于双方处于最佳的身心状态,可提高医护的诊疗效率,促进患者早日康复。

■ 案例 1-27　错位的睡眠

【典型事例】接完班的凌晨 2:00,整个病区静悄无声,一项重要的工作——巡视病房要开始了!夜间大灯都已经关闭,我拿起手电筒,轻轻地走进每个病房,看着熟睡的患者和家属,听着均匀的呼吸声,很放心地进入下一个病房巡视。

我走进 6 号病房查看 30 床,此刻躺在床上的是患者的家属,酣睡如泥。患者却坐在躺椅上,她身上连着心电监护仪和微泵,以及两根腹腔引流管和一根胃肠减压管,两个引流袋掉在地上,随时都有可能被踩住而发生导管滑脱。见状我轻轻地拍了拍家属,家属没醒。坐在一旁的患者拉拉我的手臂,挥了挥手,示意不要把家属唤醒。我摇了摇头,继续之前的动作,家属从睡梦中醒来,有点生气,不解地问我:"有什么事情吗?""您好,这是给患者睡的床,按照规定你不能睡在这里。"家属一听睡意全无,很不耐烦地说:"你说说你这个人,怎么回事,我好不容易睡着了,你又来吵我,烦不烦啦。我们自己都没有意见,你管得这么宽,我就在这里睡,你该干嘛干嘛去,我可是交过钱的。"

【点评】此时患者家属面部表情和肢体动作已经表现出他心中的不满,我们更要面带微笑,语气温柔地与其进行沟通,从而给他亲近的感觉。

我还没来得及开口,一旁的患者也开始抱怨道:"我都说了让你不要叫他,你还要叫醒他。我们来了这么多天了,毛病都没治好,这种无关紧要的事情你们又要管这么多,我看你们就是想让我多住几天,能多赚点钱吧。"听完患者及家属的抱怨,我仍面带微笑,语气温柔地跟患者及家属解释:"你们先不要生气,我知道,在医院陪床是非常辛苦的。听我同事讲,阿姨昨天晚上睡得不怎么好,是叔叔一直在照顾她,叔叔一定也没休息好,所以今天才睡在床上休息一会儿是吧,其实在情感上我也能理解。但是,阿姨您看您做完手术才 3 天,现在需要充分的休息,休息好了才能恢复得更快些,坐在躺椅上肯定没法睡啊,再说你身上还有这么多管子,万一管子不小心被拔出来,那可就闯大祸了呀!这样的话手术白做了,这几天的苦也就白受了。其实我们的出发点是一样的,都希望阿姨能早日康复出院,叔叔也可以早点回家好好休息,你们说是吧。"家属听完,点点头,表示认可我的想法,准备从床上下来。

【点评】在临床工作中,有时会遇到部分患者或家属不配合我们的工作,不遵守医院与科室的规章制度,此时我们要调整好心态,不应有敌对或不满情绪,而要用耐心、平和的语气与他们沟通,如果我们这时候表现出不耐烦或者焦躁的心态,就会加重患者或家属的不良情绪。解决了怎么说的问题后,还需要思考"说什么"的问题。从患者角度思考问题,站在他们的角度进行宣教,这样他们才会配合我们的各项工作,才会缓解医患矛盾。

患者心疼老公,喃喃道:"还不是你们这里的躺椅又小又硬,他这样的大个睡着都不好翻身,睡得很难受。昨天我不太舒服,他也一晚上没睡觉。这几天,他都没睡好。"然后患者悄悄地和我说:"隔壁床家属打呼噜的声音太大了,吵得我们没办法睡。"知道是这些原因影响了家属的睡眠,我便与其沟通交流:"躺椅太硬了可以试着垫一些毛毯,这样会舒服点。隔壁床家属呼噜声太大的话,明天我和他们沟通一下,或者你们买对耳塞,晚上戴上,实在不行的话,我看看明天其他病房还有没有空床,还有没有更好的解决办法。医院的睡眠环境肯定没家里那么好,我也只能给你们提供一些方法,看看是否能改善睡眠。"患者觉得我们是真心诚意地想帮他们,很是感动,一直跟我道谢,说:"真是麻烦你了,上班这么忙,还要帮我考虑这么多。"见患者的态度有所改变,我示意家属过来和我一起扶着患者躺回床上。

【点评】患者其实是因为心疼家属没睡好才让家属睡在病床上的,而我们向患者及家属宣教病床的使用对象则是我们的责任与义务。当家属不配合时,不能强制让他起来,我们要寻找出现这种问题的原因,并试着解决问题,这样才能使沟通顺利进行,从而解决问题。

案例 1-28 统一战线,方能更好地击溃病魔

【典型事例】科室收治了一位 26 岁的男性患者——章××,患有急性重症胰腺炎,体重 100 多千克。一开始患者病情就不容乐观,整个腹腔都是血性渗出液,血钙水平急剧降低,不到半天时间就出现了 ARDS 及心力衰竭等多器官衰竭,医生开出了病危通知单。当主管医生和家属谈话时说到该患者死亡率很高时,在场的 10 多位家属由于对病情不了解,情绪非常激

动,其中一位家属说:"你们医护人员一定要保证他活下来,否则我们不会让你们好过的!"听到这些话,气氛一下子凝重起来,我心里在想下一步该如何开展工作。

【点评】现代情绪心理学理论表明,情绪和情感的产生受环境刺激、生理状态、认知过程三方面因素的影响。其中,认知过程是决定情绪性质的关键因素,它可以对情绪进行控制和调节。患者家属由于对疾病认知受限,对疾病的转归非常渴望,因而患上了亲人疾病综合征(即当亲人患上重病后表现出一定的身心不良反应,如焦虑、恐惧、情绪情感失控、判断力下降等)。了解问题根源及患者家属的心理特点后,我们便可对症下药,遵循 Calgary-Cambrige 指南来进行沟通。

在抢救过程中,我敏锐地发现都是患者舅舅拿主意的,如果取得了患者舅舅的理解配合,就有利于后续工作的开展,为患者的抢救治疗取得先机。待患者病情稍稳定后,我将患者舅舅请到主任办公室谈心。

【点评】在与一群患者家属沟通时,要敏锐地发现家属中的决策者,决策者能有效改变和影响其他家属的心理和行为。通过沟通取得决策者的理解配合,也就能相应地得到其他家属的配合。

进门后,我迎手示意患者舅舅就座,递上了一杯水:"您好,我是这个病区的高级责任护士,我想尽可能地帮助你们解决困难。我刚刚收到责任护士对患者病情的一些介绍,但我还是想听听您的想法,我们讨论一下。"

【点评】对患者家属而言,不确定访谈者的角色,不确定其能否为自己解决问题,会非常令人不安。因此,沟通前明确自己的身份及谈话目的是有效沟通的桥梁。

"您希望我们能为你们做些什么?"我常采用开放式沟通进行信息采集,倾听患者及家属的诉求。

"我希望我的外甥能健康出院。"家属快速回答道。

"小伙子风华正茂,拥有大把好时光。我们也希望他能健康出院。您现在是想知道他的病情、治疗方案以及预后,是吗?"在家属情绪不稳定的时候,我选择接受并认可家属想法的合理性,理解家属对疾病转归的渴望与期待。

患者舅舅重重叹了口气,点了点头表示默许。

"外甥平常除了胖一点,身体一直都很健康。前段时间随口提了一句,感觉进食后腹部隐痛,我们也没当回事。这几天腹痛加剧,被我们催着来就医。现在就一个肚子痛,你们却告诉我们他快死了?让我们这些白发人如何受得了!"家属双拳紧握地说道。

"是的,这换谁都接受不了。"我表示理解地回应道。

"他已经腹痛一段时间了,是吗?他平常饮食作息如何?"

"年轻人'三大症'嘛——熬夜,喝酒,吃外卖。劝又不听劝,说自己工作压力大。"

"你了解胰腺炎吗?其实腹痛是胰腺炎最常见的表现,腹痛就是身体在敲警钟。酗酒和暴饮暴食是引起重症急性胰腺炎最常见的因素之一。发病以男性青壮年为主,一旦发生,病情险恶,并发症多,病死率较高。我知道我这么说会让你担心。"

【点评】有效沟通的基础是准确理解信息,这受个人背景、经历、认知的影响。在临床工作中,护士需如实把复杂、多变的病情告知患者或家属,使其知情,避免对病情了解不完整,导致患方期望值过高而造成沟通困难。

"原来那时候就有苗头了啊,早知道……应该早一点来看病的。"家属后悔地用手捶着头并且不断摇头。

"谢谢你愿意和我分享这么多,我理解这个事实让你十分难过,换作我同样会难以接受。让我们一起来帮助他吧!""医者仁心,我们同样期盼他能尽早康复,我们都在尽力挽救他的生命,但这种疾病的确严重,风险随时存在,只有你们充分信任我们,全力配合医生的治疗,服从医护人员的指挥,才能让医生全身心地投入治疗和抢救。患者的治疗不仅是体力的拼搏,更是一种意志的较量。大家特别注意不要在病房内大呼小叫,这样会影响患者的情绪,进而影响治疗效果。"经过详细的讲解,患者舅舅表示会回去做好其他家属的工作,一起配合治疗、护理。

随后,我和患者的主管医生一起来到患者床边,安抚患者:"……虽然病情严重,但我们医护人员有丰富的经验,大家一起努力,一定会战胜病魔,请相信我们。"患者点头同意。下午,我们配合麻醉科进行了插管并将患者送入 ICU。

【点评】该患者起病隐匿,病情凶险,病死率高。在诊疗过程中,由于患方缺乏相关医学知识、短期疗效不佳、高额医疗费用及意外情况都可能导致医疗纠纷。因此,早期进行动态疾病沟通,提高患方的认知水平,就显得尤为重要。同时,在交谈过程中要对患者及家属给予心理支持,以积极的方式结束对话。

患者在 ICU 3 个月,医护人员经常前去探望,了解其需求,在外面等待的家属看到后,纷纷表示患者的康复离不开医护人员的努力。

3 个月后,患者转入病房,由于长时间的静脉注射,患者静脉穿刺难度高,每次都由高年资护士进行注射,力争一次穿刺成功,减少患者的疼痛。同时,严格进行基础护理及管道护理。在长时间的护理和治疗中,我们终于取得了患者及家属的理解和信任。圆满的结果和患者最终的感激,让我们所有的委屈和辛苦都得到了最好的回报。

患者住院半年之后终于在年底出院,出院时患者及家属送来了锦旗,表达了对我们全体医护人员的感激之情。感谢我们这 6 个月来的精心治疗及护理,把患者从鬼门关拉了回来,让家人不必承受白发人送黑发人的痛苦。

【点评】在护患交往中,情感的投入是护患沟通的桥梁。加强自身业务素质建设,提高护理工作质量,满足患者的合理要求,赢得患方的理解和支持,是连接医护双方的桥梁。只有建立良好的医护患关系,形成合力,才能使病魔望而却步。

◎工作缺陷事件的沟通

▬ 案例 1-29 漏掉的检查

【典型事例】在消化内科,最多的就是特殊检查,尤其是 CT 和 MRCP 等。通常情况下,我们都会预先告知患者当天有几项检查,说明并标注哪个先做哪个后做。但是,其间总会有各种各样的小插曲发生,比如 10 床老吴——一位胆管炎患者,患者家属在下午 1:00 多时,火急火燎地过来找我,说:"护士,我爸的磁共振检查时间已经过了,工人怎么到现在也没来接,不是你们答应会有轮椅到病房来接的吗,到底搞什么呢?"我连忙说:"不会的啊,工人都有单子的,他们都是按照单子的预约时间来接的,不会不来的。"紧接着我查看了一下特殊检查登记本,清清楚楚地写着患者的床号、姓名、检查内容、预约检查的时间以及护士登记签名和勤务中心工人的签名。于是我把患者家属带到床边,查看检查单,发现患者床头柜上有两张预约单(科室次日的检查单都打印两份,一份发放给患者,一份送勤务中心),便问道:"老吴,你这边怎么会有两张检查单?"患者这才反应过来,说:"上午工人过来接我做 B 超的时候就把中午的检查单拿来了,他说等检查前半小时让我通知护士打电话的,结果我给忘记了,现在可怎么办呀?"当时我看时间已经过去了一个多小时,于是先询问患者有无进食,然后安慰患者让他先安心输液,年纪大了,忘记也是难免的,我去跟磁共振室的医生商量能不能现在去检查。

【点评】应以坦诚的态度表达积极的协助意向,并设法找出患者挫折及焦虑的来源并加以疏导,避免反转移的行为发生,采取措施去感化患者,使其对自己的负性行为有所认识,多予关心、疏导,平息负性的情绪。

随后我电话联系磁共振室倪老师,和她讲述了事情的经过,并强调患者年纪大,最好能马上安排。倪老师表示同意患者现在去检查。随后我立即打电话通知勤务中心接患者去做检查。当工人推着轮椅来接患者时,我也随之赶到床边,和工人一起把患者安置到轮椅上,并跟工人说尽快为这位患者做检查,结束后要安全送回病房。

【点评】沟通虽然不能解决所有问题,但我们应努力消除障碍,在力所能及的范围内解决患者的需求问题,急患者之所急,想患者之所想,展现我们的人文关怀。

解决患者检查的事情后,我就打电话给勤务中心负责人童老师,告诉她今天检查事情的经过,和她协商工人接患者的时间最好比预约单时间提前半小时左右。另外,工人也不能私自把勤务中心的检查单交给患者或家属,让他们来通知护士。检查单都给患者或家属,他们也不清楚应该怎样做或者容易忘记,以致贻误检查和治疗,这种流程易引发纠纷。经过协商,勤务中心负责人同意在预约时间前 20 分钟接患者,并会采取措施杜绝勤务中心工人私自将检查单交给患者及家属的现象发生。

【点评】当医院其他部门工作存在缺陷时,一定要及时反馈给该部门,使其完善规章制度,妥善管理工作人员。有了规范、标准的后勤保障,才能让护士节省更多的时间,为患者提供更优质的护理。

案例 1-30　食之有"味"

【典型事例】一天中午,30 床患者一只手举着输液袋走进护士办公室,非常生气地说:"你们医院怎么回事?还卫生系统呢,病人吃的饭菜里怎么有东西,我本来就肠胃不好,要害死人啊!"

该患者患有急性肠胃炎,前几天都进食流质,这两天病情有所好转。今天早上医生查房时跟他说可以进食半流质食物,当时他很开心,现在却一副气冲冲的模样。我立即上前帮患者提着输液袋,并对他说:"王老,别急,别急,你还在挂盐水,我们先回到病房,你再告诉我是怎么回事?"协助患者回到病床后,我耐心地倾听患者的倾诉。

原来王老因为急性肠胃炎已经进食了几天流质食物,今天刚刚开放半流质饮食,心想总算可以吃点东西了,哪知中午在吃食堂送来的馄饨时发现了一个约 0.5cm×1cm 的透明片,不知道是什么东西,吃饭的心情瞬间没了,火气就噌噌地蹿上来。

【点评】时刻关注患者的舒适度,在安置好患者之后,鼓励患者完整地叙述整个经过,注意倾听,不要打断患者的话,通过语言或非语言的方式传递一个信息:我正在认真地听你诉说,我理解和接纳你的感受。

了解事情后,我查看患者发现的透明片,发现是一次性饭盒的碎片。刚好该患者馄饨盒上也缺失了一块,于是我先对患者的心情表示理解,对食堂工作的疏忽表示歉意,并向其解释:"一次性打包盒比较脆易破损,又是透明的,不易被发现,希望您能谅解。我们也会立即向食堂反馈。"

【点评】真诚的道歉永远不会太晚,接受患者的观点和感受有助于构建和谐的氛围。再者,达成共识是医患沟通最重要的一步,从患者的角度出发,更容易找到医患沟通的共同语言。

王老听了后语气缓和下来:"是塑料片啊,我以为是玻璃呢,要是我眼睛不好,没看到吃进去了,不是要闯大祸了?"

听到王老的语气,我知道他认同了我的观点,于是问道:"王老,今天刚刚好吃半流质,你本来很高兴,因为这件事中饭都没有吃上。馄饨现在已经冷了,你想吃点什么,我让食堂重新给你送点来,你看怎么样?"王老有点不好意思地说:"我想吃碗番茄鸡蛋面,可以吗?""当然可以,你先休息,我马上联系。"随后我立即电话联系食堂,将患者的情况进行了说明,食堂工作人员表示会立即煮碗面送上来。打完电话我再次来到王老床边,让他再等等,食堂师傅正在做。

【点评】沟通并不是一种单向活动,它需要沟通双方进行信息互动并且反馈。沟通中护理人员要善于察言观色,通过观察患者的语气、表情,了解患者的情绪变化,及时调整沟通技巧,解决患者的主要问题。

食堂没一会儿就给患者烧好面送到病房,我马上把面端过去给患者,患者表示吃上了近一周来最满意的一餐。

下午,我巡视病房的时候,王老说他吃完那碗面后整个人都有力气了。我也应和着说他看起来精神多了,并向他说明食堂会改进工作卫生,保障患者的饮食安全。

【点评】医患纠纷产生时,"及时性处理"十分关键,并针对了解的情况协助处理。或者在自身无法解决的情况下寻求帮助,不让医患纠纷由小变大,影响正常的医疗秩序。

案例 1-31 疏漏后的抚慰

【典型事例】14:25,规培的护士妹妹跑来说:"谢老师,你去劝劝17床,她皮试时间过了,需要重新做,但我们无论怎么劝说,患者都不肯做。"我仔细询问护士原因,原来17床患者在13:30左右行头孢皮试,中班护士做完皮试后告知患者过20分钟护士会来看皮试结果,20分钟后中班护士去看皮试结果,发现患者不在,电话联系患者也无人接听。14:20患者跑过来说:"我皮试让楼下的工作人员看过了,皮试是好的。"我们护士向患者解释道,查看皮试结果是有规定的,需两位护士共同确认结果才能用药,楼下的工作人员单人确认是不规范的,我们无法认可,现在为了您的安全,需要再做一次皮试确认,但患者不理解,坚决不肯做。

【点评】在与患者沟通前一定要了解事件的具体情况,有备而来,以免不了解情况导致沟通失败。

我来到17床患者床边,看到患者正在病房里说:"我为什么要吃两遍苦,再去做一次皮试,痛啊痛死。"我上前亲切地面对着她:"冯阿姨,您的皮试情况我听我们护士姐妹说了,您这个情况还是要重做的。"冯阿姨说:"为什么还要做,你们穿白大褂的医生都说皮试好的,我不做。"我向冯阿姨耐心解释:"你的病情需要使用抗生素,但有些抗生素如果发生过敏反应,可能导致生命危险,相关规范规定一定要两名护士同时确认皮试阴性并在病历上双签名才能使用,没有两名护士同时检查或确认阴性结果和双签名,这个抗生素是没办法给你用的,因为这个要承担法律责任的。"冯阿姨说:"那是你们没交接好,这边给我做皮试,那边又拉我去检查,把我拉下去检查导致皮试结果没法看,我就怕打针,你应该晓得做皮试有多少多少的痛。"

【点评】告知患者风险,做到知情同意。通过与患者的沟通来了解患者的感受和想法,发现患者潜意识里已知道再次皮试无法避免,在心里已经接受,但对皮试存在害怕心理,仍想找些理由逃避。

"这个是我们工作没做到位,做完皮试没有告知您一定要等我们来看过皮试结果才能离开,这样您就不用再做一遍了。"在对患者进行安抚的同时,我表达了我们的歉意,并再次向患者解释用药和皮试的重要性。通过耐心劝说,后来冯阿姨对我说:"谢护士,当时那个小护士做完皮试是说过20分钟来看的,但没一会儿工人就来拉我做检查,我当时没想这么多,等到了B超室想起来皮试时间已经到了,我就让那边穿白大褂的工作人员看了下,其实我记性也不好,等皮试看完再去检查就好了,现在没办法,只好再做一遍了,你一定要挑个技术好点的来啊,我很怕痛的。""那我来给你做皮试,行不?""好啊,好啊,你来做我放心的。"冯阿姨笑着说。

我为患者做完第二次皮试后,嘱咐患者这次20分钟内绝对不能离开,并再次向患者道歉,承认我们工作上也存在疏漏,没有向患者告知明白,之后会加以改进。

【点评】要使患者配合治疗,一定要理解并体谅患者的感受,了解其中细节,要勇于承认我们自身存在的问题,避免使用责备性或指令性的语言,这样才能更好地增进沟通氛围,提高患者的信任度。同时,通过与患者协商决策,满足患者的合理需求,使患者更愿意配合治疗。

案例1-32 沟通联动——问题解决的催化剂

【典型事例】又是一个忙碌的周一,病房里人来人往,川流不息,不断有患者来办理出入院手续。

下午3:00左右,23床患者家属来结账。办公班查看床位整理一栏,证实出院已经发出,于是告诉他可以去住院处结账。没想到过了几分钟,患者家属气呼呼地回到护士站,只见他手里拿着一张住院收据,"啪"地拍在护士站的桌面上。我看见后走过去,轻轻地询问他:"怎么了?"他大声嚷道:"你们到底是怎么回事?明明就结不了账,却还要叫我下去结账,害得我跑来跑去,真不知道你们想干什么!"说完他指着我们说:"你们当我闲得没事,是在消遣我吗,我家里还有一堆事情等着我去处理,哪有这么多时间?你们马上给我弄好!"此时,病房里的患者、家属纷纷出来观看,我旁边的一名同事见状,随即上前把他们劝回病房。同时,我上前边拍该家属的肩膀,边笑笑说:

"大伯,我能理解您的心情,不过其中可能有点误会,咱们去那边示教室说,我尽快帮您解决这件事情。"

【点评】当患者家属对我们的工作有批评或误会时,我们首要是尊重他的意见,耐心倾听,不要急于辩解,主动寻找我们自身工作中的不足之处及误会根源。沟通要在一个安静、隐秘的环境中进行,以保障沟通信息的有效传递。避免出现敌对或相互攻击的局面,努力营造融洽沟通的氛围。

"您先不要着急,我知道您这跑上跑下的,一定很累了,您先坐下休息会儿。"我一边说,一边倒了杯水给他,用温和、亲切的目光注视着他。该家属喝了几口水,情绪稍微稳定了一点,刚才紧张的氛围缓和了不少,这才开始向我慢慢倾诉。在倾听中,我逐渐了解到,原来患者自动出院回家后已经过世,家属此刻的心情极度失落、悲伤,但家中要办的事情还有很多,出院结账又不顺,无异于雪上加霜。我耐心地听完他的倾诉,表示十分理解他此刻的心情,但是事情肯定要一件一件处理,所有难关都会顺利度过,并且向他保证,我们会尽快解决这件事情。

【点评】通过沉默表达共情,对家属悲伤的心情表示理解,设身处地地为患者或家属考虑,理解他们的感受,并及时调整沟通技巧,更有利于缓解矛盾。

说完,我马上打电话与住院处联系,让他们优先为这位家属办理结账。住院处查询后,反馈说:"患者今天还有费用,不能结在昨天,你们能不能把出院日期改在今天?"我忙向他们解释道:"患者的自动出院医嘱是在昨天,这是不能改的,其中肯定是哪里有一些纰漏,我核实后马上联系你们。"我挂上电话,立即去检查收费情况,没有发现出院后再收费的项目。于是我打电话给信息中心,请他们帮忙查询这位患者住院费用情况。他们查后表示,自动出院后并没有费用显示,让我告诉住院处直接与他们联系,方便核实情况。于是我再次打电话给住院处,告知刚才查询的结果,并让他们直接与信息中心联系。同时我诚恳地向住院处提出建议:以后遇到类似情况,不要让患者或家属来回跑,能否直接打电话到病房或者信息中心询问,避免患者及家属产生不满情绪,住院处表示尽量配合。

【点评】医院的沟通不仅包括医患之间的沟通,医护人员有时还需要与院内其他工作人员沟通,相互帮助,相互理解,这样才能营造更好的内部沟通氛围,提高工作效率,真正地解决患者及家属的问题。

临近下班时间,家属担心来不及办好出院手续,我理解他的想法。于是与同事交代好事情后,我陪他到住院处结账,一路上聊一些家常及患者住院时的情况,给予一些安慰,劝其节哀,从而减轻家属的悲伤心情。此时我和家属的谈话就像朋友之间的交流,气氛融洽。经信息中心费用重算,患者家属在住院处成功结账。患者家属看到我们加班在处理这件事,心中的气消了一大半,脸上也露出了笑容,对他刚才的急躁情绪表示道歉,连说了好几声"谢谢你们"。

【点评】为患者及家属提供优质的护理服务需要各科室、各部门协同配合,为开展优质护理工作提供保障,这样才能让患者及家属感受到医务工作者在切实为他们解决问题,这既能让沟通顺利进行,同时也能提高他们对护理工作的满意度。

◎与特殊患者的沟通

▰ 案例 1-33　入院小插曲

【典型事例】某日下午 2:00 左右刚上班,中班护士小王走过来悄悄地和我说:"郑老师,走廊里有位大伯,刚才问小杨这里的领导是谁,投诉要找什么人。我们问他是什么事情,他看我们年纪小不像领导,理都不理我们,您过去看一看吧。"我走出护士站,环顾四周,只见一位大伯在走廊里焦急地来回踱步。小王用眼神朝我示意,刚才来问的就是这位大伯。我见状疾步上前,用关切的目光注视着他,并微笑着向他做自我介绍:"大伯,您好,我是这个科室的高级责任护士,您叫我小郑好了! 请问有什么可以帮到您的吗?"

【点评】低年资护士临床经验和社会经验不足,缺乏特殊情况下的沟通技巧,遇到冲突比较激烈的医患矛盾往往会不知所措,下意识地向高年资护士求助。此时经验丰富的责任护士应立即和患者亲切交流,予以患者心理上的有效支持。

大伯皱着眉头,上下打量着我,随即一脸不悦地用方言大声和我说:"我是心中有气啊,我想要找你们领导投诉。"我微笑着凝视着他,用方言询问他:"您有什么为难的事情可以先和我说说吗? 看我能不能帮得上忙!"此时,大伯的心情依旧未平复,和我抱怨道:"是这样的,我早上在医生那里看病,医生跟我说我这个病是要住院的。我在楼下办好住院手续,肚子也有点饿了,就先去吃了个中饭,吃好我就过来了。可是我上来都好几个小时了,结果到现在都没人接待我住院。"

【点评】心境与应激会使患者的情绪产生变化。语言是人类交流的载体,交谈是交流的主要形式。为达到有效交流的目的,在交流过程中要表现出真诚、热忱的服务态度,案例中郑护士愿意为患者解决问题的态度提高了护患双方的信任度。此外,护理人员还要掌握语言运用的技巧。郑护士使用自然的微笑、方言接受患者的文化差异等,给患者留下了亲近的第一印象,促使患者愿意向其倾诉。

我心想我们科室预约的新患者医生都事先通知我们,一般都是下午2:00以后来办理住院手续的。此时,我并未出声打断老人,继续耐心地听他诉说:"前面我看到有个个子很高的护士走过去,我就去问她了,她就说我走错了,转头就走了,理也不理我!可是我来以前特意问过的,她告诉我这里就是消化内科,怎么可能走错呢?那我就还想再问问,结果没人来理我了。哎,你说我生不生气啊,我现在就是想找个人发发牢骚。"听到这里,我大致了解了情况,老人讲的是方言,听不太懂普通话,而小杨护士是外地的小姑娘,来这里也没多久,他的抱怨小杨护士没听懂,只听明白大伯要找领导投诉。双方都没完全理解对方的意思,交流起来有点困难。

【点评】消化内科患者因为身心特点与社会因素多有忧虑的心理障碍,易导致情绪波动。此时应鼓励患者完整叙述整个经过,注意耐心倾听,不要打断患者的诉说,充分了解患者的内心感受,找到患者的心结所在。

于是我请大伯把他的住院证给我看看,想再核对一次。我仔细一看,发现这位大伯是三楼消化内科的一位患者。我恍然大悟,原来是大伯只记得消化内科,询问别人也只问消化内科在哪里?而我院二楼三楼都是消化内科,大伯不识字且身边无人陪伴,因而走错了地方。此时我耐心向患者解释了住院的流程,以及患者实际要入住的病区,同时轻轻拍拍老人的肩,劝解他:"出血患者要安心养病,千万别生气,否则会对自己的病情不利,您有事情可以随时联系我们护士站的同志,我们会为您提供帮助的。"

【点评】患者为老年人,记忆力及认知能力下降,加上环境的改变,走错地方时有发生。护士要通过清晰、简单的讲解,为患者提供正确的信息,以利于沟通。沟通中要善于察言观色,通过观察患者的语气、表情、动作,以了解患者的情绪变化,及时调整沟通的技巧及策略。通过换位思考,站在患者的角度为他们的安全着想,有利于沟通顺利进行。

最后我亲自将老人送到入住病区,并与该病区的护士说明了情况。经过沟通,大伯顺利入住后明显安定了下来,身心放松。大伯靠在床上休息,温和地说:"谢谢你喔!今天全靠你了,我们老年人没文化,普通话也说不好,出来看病住院实在不容易!刚才我也是急了,你回去帮我向小护士说声不好意思!"我轻轻握着大伯的手,诚恳地对他说:"没事的,您只管安心住院,小杨护士会理解您的,祝您早日康复!"大伯听到我的祝福后开心地笑了。

【点评】通过简单明了的语言和肢体动作让患者接受解释和正确的信息,态度得以转变,降低了不必要的投诉,提高了患者的满意度。

▅▅ 案例 1-34　特殊的患者

【典型事例】这天上午,病房来了一位特殊的患者,因"腹股沟疝"需行手术,他在妻子的陪同下入院。患者来到护士站,从口袋里掏出一张未盖章的住院证明给办公班护士。办公班护士查看后就跟患者及其家属说:"叔叔,您的住院手续还未办,得先去住院服务中心先办理住院,再拿着住院证到我们这儿来。"但家属一开口,就是一股浓重的方言口音,旁边的患者答话也是如此,护士一个字也没听懂,于是就让他们用笔把话写在纸上,家属挥手摇头表示不会写字。

【点评】患者和家属都讲方言,又是文盲,护士难以和他们用语言、文字进行交流。这时护士一定要保持耐心,先寻找是否有能听懂他们方言的医护人员帮助转述,如果没有人能听懂,可以尝试让患者和家属配合使用肢体语言表达,或者联系其他家属进行沟通。

办公班护士只好向周围的同事寻求帮助,几个护士听后拼拼凑凑大致理解了患者家属的意思,家属以为只要持有这张纸就能住院,就直接来病区。于是,护士跟患者及其家属做了一番解释:"叔叔和阿姨,你们得先拿着这张纸,坐电梯到1楼的住院服务中心处,预缴费后拿到盖章的住院证再回到我们这。听懂了吗,阿姨?"患者及其家属听后眼里仍都一片茫然,摇摇头表示不明白。于是,科里的高级责任护士陪同家属至1楼办理住院手续。

【点评】患者及家属因语言沟通困难又不识字,独自办理住院手续往往存在较大的困难。对于这类特殊患者,护士有必要给予帮助,解决患者的困难。

患者办理好住院手续后返回病房。当我询问病史时,患者指指自己的耳朵,一边摇头一边嘴上说着乡音浓重的方言,我勉强拼凑出患者的意思是"耳朵听不清"。我探过身,在患者耳边再次大声问他叫什么名字,患者还是摇摇手表示听不清。我意识到患者可能患有严重重听,接近于失聪,无法和他用语言交流。患者既不识字,也无法用文字交流。我让患者将手中的老年机打开,翻开通讯录,看到备注儿子的联系人,经患者同意后,拨打其儿子的电话询问患者的病史,并告诉患者儿子已经订好患者和陪护的饭菜,让他不用担心。记录好病情后,我领着患者熟悉病房的环境,然后将患者带到床边安顿好。接着,我通知科室工人该患者患有重听,一定要把饭菜送至他床边。因患者手术预约在第2天,各项检查急需在今天完成,我又向勤务中心打电话,帮助患者预约了轮椅护送检查,并向护送人员强调患者的特殊情况,最后患者顺利完成术前各项检查并安全返回病房。

【点评】对于有听力障碍的患者,一定要学会借助肢体来表达,可用手势和面部表情加强信息传递。在等待患者回应时,不能做出着急的反应,要向患者展现出充分的耐心。交流时,要正向面对患者,让患者能完全看到我们的眼神和唇部表达。特殊患者要特殊对待,与科室内部工作人员做好交接,尽量减少患者的不便之处。

当家属进入病房,看到患者安稳地躺在床上,得知所有的检查都已在护士安排下完成,只等待明天手术后,便跑到护士站感谢护士。患者顺利完成手术康复出院后,患者的儿子写了一封感谢信给科室,说科室医护人员对待患者不是亲人胜似亲人,他的父母说住院期间护士们都非常有耐心,很多事情都安排妥当,不需要自己来来回回跑,觉得就医非常方便。

■ 案例1-35 "不容被忽视"的老人

【典型事例】一天紧张而忙碌的工作接近尾声,此时科内医生疾步走过来告诉我:"20床王大伯对你们的护理工作可能有些误解,说你们把他从家里带来的药都给拿走了,也没告诉他,他很有意见。你赶快去解释一下。"20床的王大伯?我脑海中马上快速搜索起来。王大伯是一位98岁的老爷爷。初见他时,他为人温和,思维清晰,听力略减退,子女孝顺,这次主要是偶有胸闷入院的。随着记忆在我脑海中像电影似的播放,我想起了王大伯刚入院时那一幕,那天主管医生告知,为了避免重复用药,患者自己从家里带来的药都要让子女带回去，一律服用医院发放的药物。当时患者女儿及儿子都在，和他们说明情况后，家属很配合，把药都带回去了。而患者也在场，当时他分明是答应的！我想其中一定有什么误会吧！

【点评】用药安全是护理工作中的重要部分，关系到治疗与护理效果，甚至关系到患者的生命安全。作为护理人员，应与患者做好沟通，做好药物方面的宣传教育。沟通前要掌握患者的病情、检查结果和治疗情况，关注患者的教育程度及情绪状态，以便患者出现不良情绪时，能及早采取有针对性的有效措施消除。

于是我立即来到王大伯床边，只见他正坐在床旁的椅子上，垂着头生着闷气。我转到老人面前，轻抚老人的肩，俯身温和地问道："王老，您好啊！听说您对我们把您从家里带来的药让子女带回家，心里有点不太舒服。"老人抬起头瞟了我一眼，继续拉着脸，不愿回答我的问题。未得到老人的回应，我毫不气馁，微笑着说："记得当时您的孩子们都在，我们都和他们沟通好了，也征得您同意的呀！把药带回去主要还是怕您重复吃药。"此时老人情绪略微有点波动，一脸严肃地说道："你们只是告诉我要把药带回去，可是你们没有仔仔细细地告诉我是全部带回去还是部分带回去，这么不清不楚的，我又不知道哪几个药带走了，别看我年纪大了，可是我很弄得拎清的，我住在这里，又不是犯人，一定要听你们的。"听到这里我已经明白老人为什么要生气了，其实在和他子女平时的交流中，我就了解到该患者日常在家很仔细、很独立，从来都是说一不二的，子女不敢言语，都顺着他。通过这几天对老人的了解，发现他不像其他老人，尽管年近百岁，仍自信独立、头脑清晰，在治疗上希望任何有关自己的事都要和他说得清清楚楚、明明白白。

【点评】进入老年阶段，人格弹性会明显减退，老年人的孤独、寂寞感油然而生，很容易产生一种"被忽视感"。发现老年患者的内心想法是重中之重，患者的心理状态会影响随后的治疗，需要认真对待。

读懂了老人的想法，站在老人的立场看问题，事情解决就容易多了。我保持着眼神的专注，亲切地对他说道："王老，您是我们这个楼层的长者，我们都很敬重您的。这件事情呢，的确是我们考虑不周，只和您子女详细说了，忽视了您，我们以后一定会注意。凡事都和您说明白，我们有则改之，无则加勉，您看好不好？"老人感受到了我对他的真诚，他得到了尊重和重视，心里的疙瘩顿时解开了，表情也变得生动起来。他眯着眼笑呵呵地说："是的，你们小年轻我总要给你有则改之，无则加勉的机会，以后注意！"然后他左右瞄了一眼,发现没有旁人,就偷偷地和我说:"小陈啊,你们不要以为我年纪大就弄不清楚,其实我都知道的,自己完全能照顾好自己的!"我竖竖大拇指,微笑着表示:"王老最强!"老人立刻嘴角上扬,露出了满意的笑容。

【点评】老年患者因为有被抛弃感、自控能力差、易被负性情绪控制等身心特点,需要更多的情感支持。在工作中,我们不能"一刀切",不能按照惯性思维去解决问题,而应尝试去认识、理解老人所处的困境,内心真实的需求,并予以有针对性的帮助,解开老人的心结。

在后来的治疗及护理工作中,我们都围绕着这个宗旨为老年患者服务。出院那天,老人心情大好,有些小激动,当我把回家后要注意的事项及相关疾病的健康知识再次详细地对他进行宣教后,老人让我向大家代为转达他的心意:"这次住院,我的脾气有时候不太好,请大家原谅。"我微笑地表示:"没事的,我们可是老朋友喽! 大家都很尊敬王老您的,不会放在心上的,您尽管放心。"

【点评】患者不满事件的背后总有做得不足的或考虑欠妥的,只要懂得认真、真诚对待,多思考,多总结,就能积累经验,为患者提供更优质的服务,提高满意度。

案例 1-36　多给糊涂一点理解

【典型事例】某天下午,我正在医生办公室写护理记录,突然办公班护士慌慌张张来找我:"陈老师,不好了,7 床的朱老刚刚到护士站说有事情要找你,我看他的表情好像不太高兴,就问他有什么事情,需不需要我帮忙。他理都不肯理我,就是指明要你过去,你赶快过去看下吧。"朱老是我们科的老患者,平时待人礼貌和善,与我们的关系非常和谐。我想老人家是不是遇到什么为难的事情了呢? 于是我放下手头的工作,立即赶往护士站。

【点评】我和朱老相识多年,有着良好的护患基础,长期相处下来,为他处理了许多力所能及的细枝末节问题。因此,在朱老心中,我是值得信任的,有问题都会第一时间找我沟通。

来到护士站后,只见陪护阿姨推着轮椅在护士站前面,而朱老脸上则显现出少有的怒气,皱着眉,嘴里说着:"小陈,你给我查一下,昨天晚上夜班的护士是谁。"同时用手指向自己的脸,愤怒地说道:"她怎么能用手电筒照我的脸? 这是对小偷、犯罪的人才这样的,怎么可以对我这种老人做这样的事？你要好好地批评批评她。"我立即俯身，并轻拍他的肩膀，安慰道："朱老，您先别急，我先问问，待我问清楚事情的原委，马上给您回复，要是真是如您所说的，一定给您道歉，您看可以吗？"朱老听后连连点头说："好，有你这句话，我就安心了。你一定要调查，让她来道歉，这种行为是不对的。"然后我和陪护阿姨一起把朱老推回了病房。没想到过了没几分钟，朱老忍不住又来了，一脸很严肃地对我说："小陈啊，你一定要尽快帮我把这个事情处理好。"我边说笑着，边安抚他："我小陈办事您还不放心啊。"朱老得到我的保证，情绪稍有好转，再次让陪护阿姨推他回病房。不一会儿，朱老又来到护士站，这已经是第三次了，足以看出朱老对这件事情非常在意，又要我保证，一定要当事人来道歉。我边答应着，边送他回病房，同时向同室的家属及患者了解情况。

【点评】当遇到患者抱怨时，我们要耐心地听取，只有认真听取患者的抱怨，才能发现其实质性的原因，找出问题所在，及时地解决，从而更好地为患者服务。

询问当事人，发现是后夜班的同事在巡视病房，手电筒举高的时候正好斜着，不小心照在了朱老的脸上。她不是故意的，但也确实引起了误会。此时后夜班的这位同事来上前夜班，我跟她说明了情况，她为造成朱老情绪剧烈波动感到不安。于是，我们去病房一起向朱老道歉。朱老看我们这么诚心诚意，也就微笑地接受了我们的道歉。

【点评】护理人员在工作过程中因与患者被尊重的需求发生冲突而导致患者不满时，应自觉、主动、及时向患者道歉，取得患者的谅解，尽快稳定患者的情绪，避免医患矛盾加深。道歉并不代表懦弱，而是真挚和诚恳的表现，能缓和当时的气氛，把时间留出来查明真相。

本以为事情就这么过去了，没想到接下来连着三个晚上，朱老都对护士巡视病房有意见，认定护士照他的脸，情绪激动，骂骂咧咧，谁劝也没用，最久的长达1小时，弄得同病室的患者及家属也睡不好。奈何大家都熟悉了，也不好当面说什么。朱老90多岁的高龄，患有阿尔茨海默病，平时思维很清晰，夜间会糊涂，甚至骂人，第2天又记不得了。鉴于朱老这种情况，护士姐妹们也觉得委屈，认为自己并未照他的脸，可老人就是要吵闹。于是我先和大家商量："朱老这种也是病态，大家在巡视病房时，到他床前，电筒尽可能放低。"大家都换位思考，表示会配合。我再去和朱老面对面地亲切交谈，并向他保证，我们的护士对他都很敬重，绝不会照他的脸。朱老看着平时他最信任的我都这么拍着胸脯向他保证了,也就笑着说:"好的,我如果有做得不对的,你们也可以尽管批评我。"我们护患双方都言出必行,从那天起,就没再发生类似的事情。

【点评】在护理特殊人群时,护士偶尔会因为患者的一些行为或话语感到委屈,此时要学会理解和包容,这些话语和行为可能是由疾病引起的,并非他们的本意,不应与患者计较。

案例1-37　想其所想,感其所感

【典型事例】昨天新住进来的27床患者,是一位年近80岁的大爷,挂着拐杖,走路颤颤巍巍。他的老伴儿陪着来看病,也没见子女陪同。患者家庭经济条件可能比较差,对于医生开具的一些药和检查,他都要问一句贵不贵,说贵的话就不要用。

这天,医生给患者预约了心脏超声检查,办公班护士拿着检查单来到他床边,见患者躺在床上,便弯腰递出检查申请单,用比平常说话稍响的声音道:"爷爷,医生给您新开了个检查,心脏B超,要看心脏的功能好不好,等会下午1:30做。"

大爷一听有检查,第一反应便是问:"怎么医生开检查了,这个检查贵不贵,能不能不做?"

"爷爷,这个检查一定得做,不然没法进行后面的治疗。而且,这个检查医保报销后价格不贵的。"

大爷这才接过检查单,说:"那就做吧,下午1:30去哪里做呀?"

"在一号楼三楼,离我们病房有点远。我刚才已经打电话给勤务中心,帮您约了轮椅,到时间会有工人来接,省得您自己走。"办公班护士考虑到患者年龄大身体又虚弱,步态也不稳,已经提前给患者预约好轮椅。

【点评】对于身体虚弱、视力减退或听力受损的老年患者,要谨慎对待。讲话时,使用老年人易懂的语言,可以适当提高音量;需要进行检查时,由医院工人使用工具接送。

大爷一听,有点着急:"你怎么都没问我就给我叫了轮椅呢?快给我打电话取消掉,我不用轮椅送,我自己可以走的。"

"爷爷,今天星期五,做检查的人多,电梯里也拥挤,到时候撞到您就麻烦了。您还是坐轮椅去吧,安全点。"办公班护士苦口婆心地劝说道。

"哎呀,说了不用就不用,我有老婆子陪着,而且我走路稳得很,不会被人撞倒的。到时间我会去的,你叫轮椅的话我就不做检查了。"大爷仍固执己见。

办公班护士见大爷这么倔强,说服不动,内心也无奈,只好去找大爷的责任护士,把事情的前后跟责任护士讲述了一遍。责任护士听完,对办公班护士说:"好,我知道了,你先去做你的事情吧,我去跟患者讲。"

"大伯,我听办公班小姑娘说,您做检查不要轮椅送,为什么呀?"责任护士来到 27 床患者床边,微笑着询问。

"我还没老到要坐轮椅的地步,我能走,自己走省钱。"

听到"省钱"二字,再联想到患者之前一直询问药品、检查的价格,责任护士恍然明白应该是患者误会了,便对他说:"大伯,您是不是以为让工人用轮椅来接您是要收费的? 您别担心,这轮椅接送是免费的!"

【点评】信息是有效沟通的前提,沟通必须基于接收者的感知而非发布者的臆想。在沟通时要善于提取有效信息,从而判断出患者内心的真实想法。此外,也可以站在患者的角度思考,找出其拒绝的理由。

"你不用糊弄我,这世上哪有免费的午餐,这工人跑上跑下地推着轮椅接送,怎么可能不收钱。像我孙女每天坐校车,接送不也得给学校交钱吗?"大爷把他内心真实的想法说了出来。

"大伯,您想多了,真是免费的,我带您去护士站的电脑上看看,有没有轮椅接送收费这一项?"

"我看不懂你们的收费,不晓得你们是不是哪一项偷偷收了。"

"大伯,收费都要有医生的医嘱才能收,要不,我让您主管医生来跟您聊聊?"

大爷果断拒绝:"不用,医生和你们护士不都是一起的,肯定随着你的话讲。一定要让轮椅接,这检查我就不做。"

责任护士听到这话,就知道患者缺乏对医生和护士的信任,明白她不管怎么说大爷也不会相信,于是请来同病区几位曾使用轮椅接送的患者,对大爷说:"大伯,他们之前做检查都用轮椅接送的,您问问他们,有没有收费?"

"是那个工人推着轮椅来接吗? 这是真的好,我腿脚不太利索,要我自己去,连地方都得找半天,像个'瞎子'摸来摸去。"

"对,对,我一开始也以为要收费,结果第 2 天一看短信,上面没有这个的收费项目,每天不是会发前一天的住院费用吗?"

【点评】患者入院时间短,缺乏对医护人员的信任,把自己放在医生、护士的对立面,导致双方短时间内无法建立信任。面对这种情况,可以请其他有相同经历的患者现身说法,往往会取得理想的效果。

"大伯,您不相信我们说的,但他们可和您一样都是患者,总不会骗您吧。"责任护士跟大爷说道。

"既然如此,那就让工人来接我,麻烦护士了。"

"不麻烦,只要您安安全全就好。"护士笑着说。

下午,27床患者由工人推着轮椅去做检查,之后安全返回病房,避免了潜在的危险。

案例1-38 自控的承诺

【典型事例】心理科病房是一个特殊病房,抑郁和躁狂症患者较多,因此安全问题尤其重要,尽管医院采取了很多措施,但有时仍防不胜防。所以,每位患者入院时都会被事先告知哪些危险物品不能带入病房,并在每日晨间护理时予以安全检查。

患者张××,因情绪低落、周身不适,欲自杀,被诊断为抑郁症收治入院。入院后患者情绪尚好,无不适主诉。有一天,我来到病房进行晨间护理,例行安全检查时,发现患者抽屉里有一面镜子和一个药盒(里面有多种抗高血压药物)。于是,我拿起镜子对她说:"张××,我刚整理抽屉,看见你抽屉里有一面镜子,你平常需要它化妆吗?"患者看了看我回道:"是的呢,我每天要用它来画眉毛,病房卫生间的镜子太大,又有洗脸池在前面,用着一点都不方便。这个小镜子可好用了,随时可以拿出来用。"我微笑道:"是的,小镜子画眉毛正合适呢,我平常在外的时候,也喜欢用小镜子补下妆。但是呢,我们病房比较特殊,收治的抑郁或者躁狂的患者比较多,为防止他们有自残的行为,我们这些东西都要收掉的。"她听完后情绪有点激动,一把抢回我手中的小镜子:"这个不能给你们,给你们了,我怎么画眉毛?!我不画眉毛的话会死掉的!况且我的病又不严重,我肯定不会自杀的。""我能理解你的心情,而且你的病情控制得挺好的,我相信你。但是你能保证你自己的行为,不能保证其他人,小镜子放在这里,抽屉也没有上锁,对于其他想方设法自杀的人也是一个潜在的定时炸弹呢!科室也有规定,这些危险物品都不能留在房间里。我们把小镜子放在护士站,你要用随时来使用,到你出院的时候,我们也会还你的。我们也有难处,请你理解一下我们。"患者虽然有点不情愿,但是仍同意上交了。

【点评】抑郁症患者以情绪低落为主要临床表现,常有强烈的自杀倾向,虽然本案例中患者入院后抑郁症的临床表现不明显,但是我们仍不能掉以轻心,要严防患者自杀,消除潜在的不安全因素。在沟通的过程中,对于有事实依据的事情,要对患者予以适当的肯定和鼓励,这样不仅有利于沟通的顺利推进,而且能起到安慰的作用,有利于患者心理护理的开展。抑郁症患者会缺乏自信,强烈自卑,存在各种疑病观念,对患者的话我们不能直接予以否定,而要委婉地从其他方面来说服。

我向她投去了感谢和赞许的眼光:"真是太感谢你配合我们的工作了。你平常血压高吗? 我看你抽屉里还有几种抗高血压药物。""是的呀,我有高血压的,平常自己在服用抗高血压药,控制得还好的。"她淡淡地说道。"那挺好的,但是我们住院患者服用的药物都需要由护士按时发放,自己是不能保存药物的。您看,这个药要不然还是放在我们这里,到点我们会统一发,或者你让家人把这个药带回去,我们会让主管医生给你开一些,这样药房每天会送上来,防止你漏服或错服。"这时,患者明显不耐烦了:"这是我自己的药,每天都要吃的,我为什么要上交? 我不会交给你们的,也不会带回家的。镜子是危险物我还能理解,我自己的药难道也是危险品吗?! 你们也真是搞笑!"我张口想再说点什么,但考虑到患者患有抑郁症,担心对她有刺激,就选择了沉默。

【点评】在心理科这类科室,有时候即使是有理的一方,我们也不能和患者据理力争,这样势必会造成矛盾激化,通常可采取暂时回避的方式处理。

检查完所有病房后,我将此事汇报给主管医生。医生在查房后又向患者进行了解释和说明,并告知患者他会开出血压监测的项目,在治疗的过程中,可能也会根据血压监测的情况调整目前所服的抗高血压药物,以达到更好的控制血压的目的。患者最终同意将药物交给家属带回。

【点评】医生在患者心里拥有一定的权威地位,医护是紧密合作的一体,当遇到难以沟通或处理的患者时,我们可以请主管医生与患者进行沟通,以达到理想的效果。

◎其　他

■案例 1-39　沟通的艺术

【典型事例】"喂,你好,我这里是抢救室,我看电脑上显示你们科有空床。有一位消化道出血的患者需要转到你科,患者病情比较重,请准备好氧气、心电监护仪、气垫床、双泵。"办公班护士接到抢救室打来的电话,发现那张空床原来的患者虽然已经办理出院手续,但人还没离院,于是就跟抢救室的护士商量能不能再等等,等患者离院后再给抢救室打电话。抢救室护士也无奈地说:"现在抢救室患者都爆满了,加床都没地方加了。等会救护车还要送新的患者来,我们现在也是能转到病房的赶紧转,好给新患者腾出床位。麻烦你们去跟那位出院患者商量一下,尽早给我们回复。"说完便挂了电话。

"29 床患者准备出院了没?"办公班护士见治疗班护士从 29 床所在的房间出来,便问道。治疗班护士回道:"还没呢,不过我看东西都整理好了,大包小包放在床边。1 小时前给他液体封管的时候说要等他家里人来接,现在躺在床上看手机。怎么了?""抢救室打电话来说他们那边床位紧张,需要把一位消化道出血的患者先转过来。我去跟 29 床患者商量一下,看能不能让他到示教室休息,把床位腾出来进行终末消毒。"办公班护士说完向 29 床那个房间走去。

【点评】事有轻重缓急,临床工作中我们需要根据患者的疾病情况进行合理的调整。如何去做,如何去沟通,考验我们临床护士在平时工作中对患者的了解及建立的护患关系的状态。

"大伯,在看手机呀,您家里人有没有说什么时候来接您呀?"办公班护士直截了当地问患者。患者回答说还没那么快,家里人要吃完午饭再来接他。办公班护士听到这句话,预估时间不会短,于是想着跟患者商量商量:"大伯,跟您商量个事,抢救室有一病重患者急需住院治疗,医生安排了 29 床,而且抢救室现在病人很多、床位紧张,您能否在示教室休息等家人来接。这边床位让工人打扫卫生,安排危重病人先入住。"没想到 29 床出院患者听完这话,直接大发雷霆:"你这是在赶我出院吗? 大家都看看,这医院还会赶患者出院的。"患者不仅大吵大闹,还试图起哄周围的患者及家属,"抢救室来的是患者,我就不是患者了吗?"患者激烈的响声不仅引起同病房患者的注目,还把其他病房的人吸引过来站在门口。办公班护士无力地解释道:"大伯,没有赶您走,这不是在和你商量么,您不同意的话可以继续住着。"

【点评】护士的表达过于直接,到床边马上就问患者的家属什么时候来接。适当地与患者寒暄可以营造良好的沟通环境,护士希望患者先空出床位,可以先祝贺患者出院,夸赞他的家里人关心他,特地来接他,拉近双方之间的距离,再进入正题。

这时,护士长也闻声赶来,问护士怎么回事。办公班护士把事情前后原原本本讲了一遍,护士长听完对围观的人说:"请大家都回自己的房间休息,只是床位调整的问题,不要在这里围观,会影响病室环境。"接着,她对办公班护士说:"这边我来解决,你去把新患者要用的仪器设备准备好。"说完护士长急忙去安抚患者:"大伯,我是病区的护士长,您继续在床上休息,我们不会赶患者走的,因为有危重患者急需治疗,所以护士也是和您商量,既然您有顾虑,新患者的床位我们会另想办法,您慢慢来,今天随便什么时候离开都可以。"患者这才安静下来,继续躺回床上休息。

【点评】当矛盾已经产生时,只能先把矛盾尽可能控制在最小范围,及时与围观的患者和家属解释清楚,防止以讹传讹。然后安抚患者,保障患者的权益,尊重患者的意愿。

紧接着,护士长与一位病情轻、平时谦和有礼的新入院患者沟通,让她暂时在护士长办公室休息一会儿,把床位先让给危重患者,之后重新为她安排新的床位。这位患者爽快地答应并表示抢救危重患者要紧,可以理解。护士长领患者去办公室,为其倒了杯水,亲切询问她的病情,并将科室一些疾病健康教育资料让患者翻阅。29床出院患者知道有其他患者礼让床位后也有点不好意思,带着收拾好的物品离院。

【点评】护患关系良好的患者更能理解并配合医护工作,与这类患者沟通往往能取得事半功倍的效果。取得预期的结果后要感谢患者,从患者最关心的问题着手,帮助解答一些病情上的疑惑,让患者觉得自己的付出获得了回报。

案例 1-40 急来的腹痛,迟到的信任

【典型事例】7月份我外出了一趟,回来后一些没出院的老患者说"很想

念我",让我倍感欣慰。其实我们的工作平凡而又崇高,有时累了想想这些又会动力满满,深切体会到这份工作的价值所在。

那天早晨刚去病房,就有昨天新来的患者向我投诉:"我是夜里入院的,夜班医生不负责任,就简单地问了一下病情,后面就再没下文了。"因为早晨刚上班,我照例向夜班护士了解昨夜新患者的情况,所以知道这位患者是因"腹痛待查"收治入院,昨天晚上负责他的夜班医生已经开出了相应的药物和相关检查。听他讲述完后,我首先进行了自我介绍,并告诉患者:"您昨天因腹痛急诊入院,我们夜班医生仔细询问了您的病情,还做了细致的体格检查,并且给出了相应的处理措施。您看医生昨天给您挂了盐水之后,您腹痛情况是不是比昨晚好点了,腹痛这种情况是由很多原因引起的,一定要查明原因才能更精准地从根源上解决问题,但是很多检查要白天做,夜里没法做。""啊,是这样的吗? 我肚子痛比昨晚好多了,但还是有点痛。"这时患者情绪有所平复。

【点评】在和患者沟通前要对患者有所了解,要明确沟通的内容,然后站在患者的立场予以解释、安慰,使患者的情绪慢慢稳定下来。

经解释后,医生便开始查房,但患者嫌查房医生太年轻:"你叫主治医生来,不然我就要叫医务科。"于是我耐心劝说:"大伯,我们这位医生都会给您处理的,他年资可不低哦,业务水平也很高,是位博士呢,很多老病人都喜欢找他看病,您可以问问隔壁床的王大伯是不是这样。"隔壁床的王大伯听到,连忙说:"你不要看他年轻,但这小伙子看病很认真的。"该患者看其他患者都认可这位年轻医生,也就顺势配合进行了查体。

【点评】要让患者配合医生的治疗,前提是患者对医生足够信任。因此,用肯定的语气准确地告诉患者查房医生高超的技术水平,有助于提高医患双方的信任度。

第2天,我在查房前就把该患者的问题提前跟主治医生进行了沟通,主治医生向患者做了详细解释,患者表示理解。检查完善后,患者被诊断为胆囊炎。主治医生与患者及家属对后续的治疗计划进行了沟通,使患者明确了自己的治疗过程。在住院期间,医生和护士时时刻刻关注着患者的病情变化,患者对病情不理解时,我们及时向患者做好解释工作。经过一系列治疗与护理,患者好转出院,出院时患者及家属表示十分感谢。

【点评】一旦明确诊断,应告诉患者及家属疾病的病因或危险因素、发病机制、临床特点、治疗方法、疗程等,使患者及家属对病情、疗效和预后有

充分的认识,有助于增加患者对治疗的依从性,减少由不知情引起的医疗
纠纷。

案例 1-41　赞美的力量

【典型事例】周一,新的一周又开始了,经过周末的休整,我精神饱满地
来到科室。晨间护理前,周末上班的同事跟我说:"姣姐,最后一个房间的
23、24 床对我们的工作不是很理解,我们还是尽量回避一些,避免与他们起
正面冲突。"我听后心想总有回避不了的时刻,关键还是得找出问题的根源,
消除引起矛盾的隐患,就开口说道:"我等会儿去看看。"

【点评】年轻护士缺乏应对经验,回避只能暂时避免正面冲突,治标不
治本。高级责任护士有多年工作经验,有充足的信心面对各种情况,能知难
而上去探究问题。有时候,疏胜于堵,消除患者对我们工作中的不理解才能
让患者更配合治疗。

晨间护理来到最后一个房间,我本想了解一下 23 床患者,不巧患者外
出去做检查了。交班结束后我查看了 23 床患者的病史。他这次因大腿处
糜烂入院,有糖尿病病史,而此次的矛盾焦点就是,患者入院后血糖控制不
佳,而且大腿糜烂没有明显好转,患者对治疗不满意,因而脾气暴躁,不配合
治疗。8:30 左右,患者完成检查后回到病房,我与他进行了第一次沟通。
"大伯,你检查做完了?"患者瞥了我一眼,没好气地说:"干吗,一天到晚就知
道检查检查,我饿都饿死了。""哦,是的,是的,空腹检查回来是很饿的。大
伯,那您先吃早饭吧,您吃好后按下床头铃,我再过来。"我讲完后,患者听到
我这么为他着想,态度也缓和了下来,点点头表示同意。

半小时后,我听到 23 床打铃的声音,第一时间来到病房。患者见我对
他确实很重视,对我的态度也有了转变。我在一旁亲切地询问他:"大伯,您
有糖尿病几年了?"患者抬头看看我,向我抱怨道:"十多年了,我的血糖一直
控制得不错,到你们这里后血糖就变乱了,一下子高,一下子低。都不知道
现在的医生会不会看毛病,这都治不好。""糖尿病十多年了,那您是这方面
的专家了,我们都没有您厉害呢。隔壁病房的陈大伯血糖老是控制不好,到
时候请您去和他交流交流。这么多年血糖控制得这么好,真是厉害啊。"我
竖起了大拇指。

【点评】在日常交往中,人人喜欢被赞美。如果一个人经常听到真诚的

赞美,就会明白自身的价值,这有助于增强其自尊心和自信心,特别是当交际双方在认知、立场上有分歧时,适当的赞美会迸发神奇的力量,不仅能化解矛盾,克服差异,而且能促进理解,加速沟通。所以,善交际者也大多善于赞美。

患者得意地点点头:"那是的喽,要控制饮食,又要按时吃药,还要安排合理的运动,想想是简单,做起来哪有这么容易啊,我自己的身体总是要自己顾牢的咯。"我对他的说法表示肯定:"对的,您已经把糖尿病的知识掌握得非常不错了。隔壁陈大伯就应该向您学习,有空您得过去给他当个老师讲讲。"患者听到他的做法得到了我的认可,十分满意。"那您最近吃的是不是和家里不太一样? 运动了吗?"这时患者不吭声了,若有所思。我继续解释说:"其实,我们这里有很多糖尿病患者,刚入院时血糖都不太稳定。因为入院后大部分人就不运动了,饮食方面也没有在家里那么注意了,再加上情绪不怎么稳定,这些因素对血糖的影响还是挺大的,血糖有波动也是在所难免的。你们对这不满意,我们都能理解。不过为了您能够尽快地康复,我还是希望您在体力允许的时候能够多动一动,在病房的走廊里多走一走,运动了,血糖自然而然就会下来一些。"说完这些,我就出了病房,我相信我的话已经起了作用。

【点评】有效的健康宣教能使患者对疾病知识有更深入的了解,同时通过沟通交流,确保护理工作顺利实施。对于需要长期治疗及监测的糖尿病,患者只有充分认识到科学的饮食及运动对控制血糖的益处,才能坚持长期配合治疗。

第2天早晨,我刚进病房大门,就看见23床患者在走廊里走路:"大伯在运动啊,今天精神不错哦,等会儿我来给您测血糖。"9:00,我来到病房给患者测血糖:"大伯,血糖13.2mmol/L,还是有点高哎。"患者挥挥手,自信地笑着说:"这不要紧的,我再运动几天,慢慢就会好起来的。"看着患者的心情好转,我和他开玩笑道:"大伯,您现在终于明白了,不怪我们啦。"患者笑了笑,有点不好意思地对我说:"小张,刚住院几天我心情不好,也没人跟我聊聊天,你一说,我现在全都明白了,我会配合治疗的,你就放心吧!"一直到出院,23床患者都十分配合治疗,血糖也逐渐稳定下来。

【点评】赞美是人际沟通的润滑剂,能让别人把正确的事情继续做下去。赞美是一种可柔可刚的力量,列夫·托尔斯泰也说过:"甚至在最好的、最友爱的、最单纯的关系中,阿谀或称赞也是不可少的,正如同要使车轮子转得滑溜，膏油是不可少的。"

▋ 案例 1-42　用事实驱散心中的"乌云"

【典型事例】一天，我交完班在更衣室准备换衣服下班，看到夜班护士急急忙忙走进来，焦急地告诉我："徐老师，8 床是糖尿病患者，今天医生给她开了一袋 5% 的葡萄糖溶液，到现在差不多挂了 10 分钟。她家女婿刚才看到挂的是葡萄糖，认为有问题，在质问我们这是不是医疗事故。患者听到这话，也被吓得要命。"我的脑海中立马浮现出 8 床今天刚装了支架的画面，下午我巡视病房的时候，就看到她皱着眉头很不开心的样子。那时我先向患者做了自我介绍，然后自然地坐在她床旁的椅子上，和她聊了起来，才知道原来是她认为自己的病情十分严重，竟然要放两个支架，觉得命苦。于是我详细地向她讲解了她所患的疾病，以及及时放置支架的作用——防止心肌进一步梗死，避免危及生命。了解后，患者露出了笑容，说："那这样看来我运气还挺好，毛病治得还算早。"一切进展得十分顺利，现在出现这种突发状况确实出乎意料。不过有了我下午和患者良好沟通的基础，我相信目前的危机能够顺利解决。

【点评】运用恰当的语言及非语言方式和患者沟通，向她表达尊重，关心患者的身体舒适情况，理解并体谅患者的心理感受，明确表达你认可患者的感受。沟通中要善于察言观色，通过观察患者的语气、表情等，了解患者的情绪变化，及时调整沟通技巧，顺利地达到移情的目的，从而建立融洽的护患关系。

说完，我先嘱咐夜班护士立即暂停输液，测量血糖，然后给主管医生打电话，了解他开输液医嘱的原因。因为主管医生平时非常严谨，而且这位患者是他昨天才收入病房的，他不会不知道患者有糖尿病。与主管医生通话后，我了解到是因为该患者在手术中大量出汗，所以增加了补液，而且是加了胰岛素对冲的葡萄糖溶液，含糖量并不高。我知道原因后，立刻镇定下来，又找到夜班医生，将事情的详细情况向他做了汇报，然后和他一起来到患者床边。患者和家属仍很担心，情绪也十分低落。我见状先轻轻拉起患者的手，给予她鼓励，患者一看是我，果然眼睛都亮了。我耐心地向患者及家属解释主管医生就是今天为其手术的医生，现在还在导管室手术，然后我向他们介绍了夜班医生。夜班医生条理清晰地将联系主管医生的经过及主

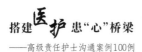
管医生的仔细考量向他们一一做了解释。

【点评】用肯定的语气准确地告诉患者,主管医生行医谨慎、经验丰富,有助于提高医患双方的信任度,从而使患者能够更好地配合治疗。

我在床边把刚测得的血糖(6.7mmol/L)向夜班医生汇报,同时告诉他患者晚餐仅吃了几口面条。夜班医生跟患者及家属解释,在这种情况下,如果输入葡萄糖后,血糖水平仍然不高,就说明患者本身因为手术失水,进食又少,有可能发生低血糖。现在的治疗计划是有预见性的,事实证明这样的输液安排是正确的。患者及家属听完我们的解释,表示认同并接受,接着我指导家属帮助患者少量多餐,增加进食进水量。

【点评】患者和家属不知道疾病相关的治疗方案、预后结果、康复指导等信息往往会担忧,我们应及时、准确地告知患者和家属以上信息,这既是对患者知情权的尊重,也有利于医疗工作的开展,并能避免医疗纠纷的发生。

这时,患者的女儿也赶到了,我跟患者开玩笑说:“不知道的还以为刚才在旁边陪您的是儿子呢! 您女婿一直陪着您,这么仔细、耐心,您真是好福气啊。”患者马上笑着说:“对啊,我的福气确实蛮好的。”说完大家都笑了,病房的气氛又恢复了融洽。第2天一早,我看到这位患者整个人重新被注入了精气神,与同病房的患者有说有笑,把活力传递开来。

【点评】在和患者及家属的沟通中可以适当地运用幽默的语言,用善意得体的玩笑缓和病房的气氛,可能像阳光一样驱散患者心中的乌云,增强患者的自信心,重新树立自我,有利于建立和谐的护患关系。

案例 1-43　收费风波

【典型事例】某天上午,我正在指导一位膝关节交叉韧带修补术后患者进行功能锻炼,同事小徐急匆匆地跑过来:“沈老师,沈老师,你这边能不能暂停一下,快来救急,我搞不定了。”边说边拉着我往外走,我与患者打了招呼,随着她走出病房:“怎么了? 发生什么事了?”小徐把我拉到一边,一脸紧张地说:“沈老师,你到13床这个房间去处理一下,13床患者对收费有疑问,我过去解释了半个多小时,患者还是不理解,现在整个房间的人都在起哄,搞不定了,靠窗的16床患者还鼓动大家一起去投诉,你快帮忙解决。”

【点评】利益关系是经济关系的直接表现,是一切冲突的根源。“看病贵”已经成为越来越多患者担心的问题,大多数患者对医疗收费的关注度非常高。

我走近病房,在门口就听到病房的患者在你一言我一语,众说纷纭:"医院都一样的,你交进去的钱用光了,就会叫你回去,没用光不会放你回去的!""我等一会儿也叫我儿子过来好好查查费用,什么乱七八糟的。"我当做什么事也没有发生,像往常一样笑眯眯地走进病房,走到 13 床患者的床边。患者和她的爱人正在看手机上的每日住院收费清单,我语气非常柔和地说:"蔡阿姨,刚才我们护士说您有些收费项目不是很明白,让我过来看看,您对哪些地方的收费有疑惑,我来解释,如果多收了,也是可以退的,每日住院收费的清单就是为了让患者清楚每天做了什么检查、用了什么药、做了哪些治疗等。"患者听了我的话,从床上坐了起来,向我招手:"小沈,你过来坐这儿。"患者拍了拍床边,拿出手机给我看:"小沈,刚才你们有个护士过来,解释半天我听也听不懂,我是有很多疑问要问问你,你看昨天的费用,检验费 278 元,我好几天盐水不挂了,药一颗都没吃过,血好几天没有抽过了,这个 278 元收费哪里来的?再给你看前几天的收费,这天我手术都还没有做,怎么有这么多的药费、注射费,另外一些小费用我也就算了,你们这个收费真当有点瞎弄弄的,幸好我还识几个字,否则糊里糊涂一笔账呢。"蔡阿姨边说边摇头。

【点评】目前部分医疗项目费用超出了普通民众的心理和经济承受范围,患者往往不会认真分析原因,而将矛头指向医院和医务人员,为医患关系埋下了不稳定因素。如遇有患者言语不周或对医务人员缺乏信任,护理人员不能感情用事,要以事实来说明。

我听了蔡阿姨对收费的几处疑惑,态度和蔼地说:"蔡阿姨,我现在也不知道这些收费项目到底怎么回事,我要对着电脑一一核对才能弄清楚,要不请叔叔跟我一起到办公室查看电脑收费,手机也带上,可以核对一下每天的收费情况,看有没有多收费或收错费的,如有,可以当场退费或纠正。"于是蔡阿姨让爱人跟我一起到办公室。我请家属落座,在计算机上打开患者的收费项目:"叔叔,我们从阿姨住院第一天看起,您打开手机中的每日住院收费清单,我们一起核对。"患者家属打开手机说:"小沈,第一天收费我们是有点疑问,虽然费用不多,但是最好明明白白。我们第一天住院,医生、护士就问了个病史,测了个体温,量了个血压,另外什么都没做,收费上有注射费 3.2 元,材料费 14.5 元,不晓得怎么回事?"我在系统中找到患者住院第一天的收费项目,解释注射费是患者第 2 天早上空腹抽血的费用,材料费是抽血试管的费用,需要提前一天准备。家属明白了,手机又翻到手术前一天的药费,我指着显示屏解释这个药费是第2天患者手术需要带到手术室的术前用药和术中带药,至于检验费278元,是对患者手术切除的肿块进行病理切片检验后一周进行单克隆抗体检测的收费,并向家属说明了做单克隆抗体检测的目的。我和家属对收费项目一一进行核对,当场对收费疑惑之处予以清楚解答。家属释疑后夸赞医院的收费实事求是,历历可考。

【点评】在日常生活中,人们难免磕磕绊绊,医患关系也会出现某些障碍,存在一些问题。出现问题时,正确处理医患矛盾是关键。在处理矛盾时,要认清医患矛盾的根本所在,是医疗服务本身的问题还是医患双方在认识上存在分歧?积极、主动沟通,对某些问题要耐心进行核查、述理明确、解释到位,向患者及家属传达一种负责、实事求是的精神,及时化解医务人员与患者的矛盾,取得患者的信任。

我与患者家属一起回病房,他马上对蔡阿姨说:"我与小沈把每天的收费核对过了,一点都没错,没有多收费,你放心好了。"蔡阿姨笑着对我说:"小沈,不好意思,给你添麻烦了,耽误了你这么长的时间。""蔡阿姨,没事,应该的,以后您有什么疑问都可以问我,包括疾病知识方面的或其他方面的。""好的,这样最好了,小沈,我们加个微信,下次我有事情可以微信上问你,哈哈哈。"病房里的其他患者也都加了我的微信。从此我经常在某一天的早晨收到来自患者的问候"早上好",大家都像朋友一样!

【点评】良好的沟通有利于提高医患双方的信任度,建立融洽的医患关系,而医务人员的工作也会得到患者及家属的充分肯定。

案例1-44 医护协作——有效沟通的强化剂

【典型事例】33床大伯在工作中一时不慎发生手外伤,入住我科后立即安排手术,患者对术后的治疗也一直十分配合。这天是他术后第4天,早晨9:00多我们开始给患者输液,给大伯同病房的其他患者输上液体后,大伯见我要走,便叫住我:"诶,护士,你等等,我一直在等你给我挂盐水,我以为你给其他人挂完就该轮到我了,怎么就直接走了呢!我今天没有盐水吗?"

"大伯,您今天没有盐水,医生没有开具你的盐水医嘱,要不我再帮您去医生那边确认一下?"我走到患者床边,温和地回答患者的问题。

【点评】柔和的语气能让对方觉得轻松,能给人美的享受。同时,娓娓道来也不会激起对方的逆反心理,防止矛盾激化。而语调也能反映说话时的内心世界,表露潜在的情感和态度。在与患者沟通的过程中,要重视声音的作用,美化声音。

"好,你赶紧帮我查一下,怎么能没有盐水呢!"大伯面色略有急意。

"嗯,我马上去查,您稍微等一会儿。"于是我回到护士站,打开系统浏览大伯的医嘱,医生把大伯的静滴药物医嘱都停了。同时,我也查看了大伯最近的病情发展情况及检验指标,并打电话与主管医生沟通,确认输液医嘱已停。

【点评】当患者对自己的治疗方案提出疑问时,要立即帮患者确认医嘱是否正确。确认无误后,全面了解患者病情,为后续向患者解释治疗方案改变的原因铺垫。

看完后,我再次来到患者床边,跟大伯说:"大伯,我查过您的医嘱,也和医生确认过了,您的盐水确实都停掉了。"

大伯听到这话,猛地从床上坐了起来:"怎么把盐水都停了,住院就是要挂盐水的呀,不挂盐水病怎么会好起来呢?"说着说着,大伯声音的响度也呈阶梯式上升。

"大伯,您别激动,我跟您解释一下。前几天您挂的盐水一种是消炎药,目的是预防感染。另一种是镇痛药,是防止您手术后伤口疼痛。您昨天早上不是抽了血吗,我刚刚帮您看了血液检验结果,炎症指标都在正常范围内,而且昨天医生查房的时候,您不是说手术伤口也不怎么痛了,所以没必要再挂这两种液体了。"

"你看我这手,哪里是好了的样子,住院不挂盐水,就是你们医生和护士不负责任。不挂盐水,我在医院里就是躺在床上,那我回家也是躺着,何必浪费这个钱住院,你们马上给我办出院。"大伯下床走向放置衣物的柜子,"老婆子,收拾东西,等会出院。"

我见大伯一副固执己见、听不进解释的样子,想起大伯平时最信任的就是我们科室主任,于是走到柜子处,轻拍大伯的肩膀说:"大伯,您这手还需要进行康复锻炼,暂时不能出院。这样,要不我打个电话给我们主任,让他来跟您说说,怎么样?"

【点评】医生和护士是一个团队,两者协同与患者进行沟通,能有效提高沟通效果,起到一加一大于二的效果。另外,科室主任有光环效应,患者十分信任科室主任的决策。因此,恰当地利用这一效应,可以促进沟通的顺利进行。

大伯一听到"主任"两个字，转过头来："主任吗，好，就叫主任过来和我讲讲，我倒是要听听究竟为什么不给我挂盐水。"

"好，我马上打电话叫我们主任过来，那您先坐下，稍微等一会儿。"我轻拉大伯到床边坐下，紧接着到护士站给医生办公室打电话。

跟办公室的医生讲明情况之后，主任很快就过来了。主任先来护士站问我刚才和患者交谈的细节，清楚情况后再到患者床边，详细跟大伯讲述他现在的疾病情况和后续的治疗方案，并询问大伯对治疗的想法。约一刻钟后，大伯就面带笑意，嘴上不停地说着谢谢，甚至把主任送到房间门口。之后33床大伯就一直非常配合治疗工作，直至康复出院。

【点评】让患者参与到决策过程中，向患者提供建议和选择而不是指令，鼓励患者提出他们的意见和建议，与患者一起探讨治疗方案，不仅可以提高患者对治疗的依从性，而且能让患者感受到医护对其的尊重，提升患者的住院满意度。

案例 1-45　无法带走的检查单

【典型事例】34床患者今天出院，家属办好出院手续后来找责任护士，要求拿走之前的检查单，以便于以后复查。责任护士说："这个是不能拿走的，所有检查都要留档案。"家属声音一下子就大了起来，说："什么，我自己花钱做的检查为什么不能拿走，何况我又不是你们这做的检查，把你们这里管事的找来，我要她来给我解释解释，搞啥名堂。"我闻讯赶了过来，先把他请进我们的沟通室，然后关上了门。

【点评】良好的环境是保障沟通有效进行的前提，沟通前构建安静、隐秘的支持性环境是促进口头沟通信息有效传递的必备条件。在沟通过程中，当距离较远时，容易造成敌对或相互攻击的气氛；在较近的距离内进行沟通，可以形成融洽的沟通氛围。因此，护理人员在与患者交谈时，最好选择无人打扰的环境。

我耐心地倾听家属讲述了事情的原委。家属说："我妈妈刚刚手术完，主治医生说过一个月要复查，我们是外地的，来杭州复查不方便，想在当地医院复查，所以要把所有的检查结果都带回去，给那边的医生提供参考，关键是有些检查还不是你们医院检查的，我为什么不能拿走啊？"

【点评】耐心倾听他人的讲话,能帮助我们了解事情的原委,减少错误和误会。同时,与患者及家属沟通时要掌握倾听的技巧,积极地倾听,了解他们的想法。不能心不在焉地似听非听,或者随便中断他们的讲述或者随意插话,这些都会影响护患沟通的效果。

于是我开始向家属耐心解释医院检查单要留档的原因——手术必须要有依据,如果拿走外院检查结果,医生的手术依据就没有了。您如果要带走所有的检查结果,可以让患者的主管医生陪同一起到医务科备案复印。家属终于松口了:"刚才那个护士都没有说清楚,我一听说不能带走我才急的。你这么详细地跟我解释,我就明白了,不好意思,我脾气比较急。"

【点评】倾听能发现说服对方的关键,通过认真倾听,从对方的谈话中了解对方的想法、依据和思路等,有利于找出问题所在,及时帮助患者解决问题可以增强与患者和家属之间的亲和力,避免许多潜在的冲突,防止纠纷或投诉的产生。

患者家属在主管医生的陪同下前往医务科复印检查单,路上医生又向家属宣教患者出院后的注意事项,家属感受到了医生的责任心。事情解决后,家属笑着和我说再见。回病房后,我找到当事的护士,提醒她下次再碰到这类事,要懂得如何解释,实在手头有事的话,请其他老师帮忙也可以。等到大家已经产生不愉快的时候,处理难度会加大,也会更耗时,要做到防患于未然。

【点评】低年资护士缺乏处理矛盾的经验,需要高年资护士对处理方式进行指导,或者寻求他们的帮助,这也有助于新人的成长,更好地完成工作。

第二部分

门诊护患沟通

案例 2-1　化解危机

【典型事例】近 30 年来，全球甲状腺癌的发病率逐年上升，我国甲状腺癌发病率亦呈上升趋势。目前，甲状腺穿刺病理学检查是甲状腺癌诊断的"金标准"。在我们医院，甲状腺穿刺安排在每周三下午，所以每到周三下午，诊治中心的门口用"人声鼎沸"这个词形容一点都不为过。因为穿刺的人多，穿刺前需要完善的检查也多，时有出现患者忘了做这个、忘了带那个的情况，所幸在医院各方的调解下，一般都能有惊无险地予以解决。

今天又是周三甲状腺穿刺的日子，我查看了预约名单，发现穿刺人数仍然很多，又是一场硬仗。下午我早早地就上班了，这时诊治中心外面已门庭若市。我安排患者有序地排队，并把完成的检查结果、医生开具的检查单准备好，以缩短患者的等待时间，希望大家能尽早完成穿刺。人虽然多，但在大家的配合下，一切倒也井然有序，我心里暗暗松了口气。就在这个时候，一位患者把一堆检查单交给我，说："检查单实在太多了，我自己搞不明白，你帮我找找哪些是需要用的。"一听口音，我就知道他是××地区来的患者。

【点评】经过多年的经验总结，××地区的患者大部分是慕××医生之名而来。由于地域及文化的特殊性，患者沟通时使用方言较多，双方在交流方面存在一定困难，经常会因为理解错误而产生一些小误会。此时，不仅需要医护人员正确地表达所交流的信息，而且需要患者准确理解医护人员所传递的信息的含义；必要时双方可使用书面文字或方言来减少沟通障碍。

我仔细检查了患者的检验及检查报告,发现患者没有新冠核酸检测报告,于是就问他:"你的检查单都在这里了吗? 还有没有没拿的检查结果?"

"没有了,所有的检查结果都在这里了,所有的血液检查报告我都拿了呀。"患者着急地说。"您把看病的发票拿来我看看。"患者给了我两张发票,我仔细地核对了患者发票上的检查项目,发现患者还缺少一张新冠核酸检测报告,于是就问患者:"你昨天检查的时候,有去做鼻部采样的核酸检测吗?"

"没有啊,鼻子没有做啊,医生就说核酸别忘了做,没有跟我说做鼻子的采样啊。"这时和患者一起来就诊的另外两个同乡也着急了,一起围上来说:"我们也都没有做啊,我们今天还能做甲状腺穿刺吗? 明天一早我们要回××的,车票都买好了,这怎么办?"由于这几位患者的原因,影响了原来的工作进度,其他患者也吵闹起来,觉得耽误了他们的时间,场面一度有点混乱,于是我把三位××地区的患者先带到了旁边的办公室,并承诺一定帮他们把问题解决好。

【点评】找一个有利于沟通的环境,安静的环境是保证口头沟通信息有效传递的必备条件。环境中常常有很多噪声,这些噪声往往会造成接收者无法听到或听清发送者的准确信息,直接影响沟通效果,甚至会因误听信息而产生矛盾或纠纷。

我妥善安置其他穿刺患者后来到办公室,当着患者的面联系了检验科进行协调,询问现在采集核酸样本,最快什么时候可以出报告。检验科回复2~4小时,估计要到下午6:00。我跟患者再次进行了沟通。

【点评】首先,检查前的宣教十分重要,要充分告知患者检查前准备的必要性,并确定患者是否已知晓,提高患者检查的完整性和及时性,而不是通过简单告知来完成工作任务。其次,一定要结合患者的特点进行有针对性的宣教。最后,与其他部门进行协商解决时,如果内容允许,最好在患者面前进行沟通,这样让患者感受到我们确实在尽力帮助他们,让他们感受到我们的真诚,有利于之后事情的处理。

我对三位患者说:"首先我代表门诊医生向你们表示歉意,因为他们没有向你们详细交代,给你们带来了麻烦。我刚才已经跟相关科室联系并讨论了两套方案,和你们商量一下:第一,穿刺检查还是安排在今天,但要等到晚上核酸检测结果出来,你们三位检查完可能就很晚了;第二,穿刺检查安排在明天一早,这样也不耽误你们回家的时间。你们商量一下,再告诉我决定。"

三位患者商量后,决定选择第二种方案。于是我立即安排患者去做核酸检测,同时联系介入中心医生为患者安排第2天的穿刺。经过多方协调,事情最终得到了圆满解决。

【点评】作为临床工作人员,当发现工作中由于疏忽或其他原因给患者带来不便时,要在第一时间表达歉意。然后,积极寻找解决问题的方法,并与患者协商,要充分尊重患者的自主权。本案例中,护理人员通过真诚、热忱的服务态度展现了愿意为患者解决问题的工作作风,促使双方建立了信任度,之后通过一系列的沟通,最终使问题得到圆满解决。

案例2-2 "无声"胜"有声"

【典型事例】这天上午,一名中年男子走进医院门诊大厅,手里紧紧拽着个袋子,眼神迷茫地向四周环视一圈。大厅里人来人往,导医台前询问的人络绎不绝。中年男子一边小心翼翼地迈着步伐,一边四处张望,像在寻找着什么。突然,他看见大厅里穿着红马甲的志愿者,便走上前去,轻轻地拍了拍其中一名志愿者的肩膀。在志愿者转过身时,他迅速从袋子里拿出一本本子,先是翻开第一页,上面是陈旧的字迹"我是一名听力残疾人",紧接着他翻到最近的一页空白纸,开始在上面写:我第一次来这家医院看病,不知道在哪里挂号,你能带我去挂号处吗? 谢谢!

【点评】对听障人士这一特殊群体而言,就医难度很大。由于语言沟通不畅,他们不仅难以清楚描述自己的病情,连挂号、检查等基本的就医流程对他们而言也是巨大的挑战。

志愿者明白他的意思后,微笑着用手语比画:好的,请您跟我来,这边有专门的挂号窗口为特殊人群服务。他看到志愿者竟然会手语,非常惊讶,也用手语比画:太好了,你竟然会手语。志愿者向男子表示这边的部分志愿者会基础的手语,方便与特殊人群沟通,但如果涉及专业的医学名称,也很难用手语翻译,这时候需要借助智能软件来进行无障碍沟通。为了方便患者与医生有效沟通,医院又专门为听障患者提供第三方沟通平台,该平台有在线工作人员为听障患者提供实时手语翻译。

这时候志愿者打开第三方沟通软件,用手语向患者说道:"你可以试试看。"

　　患者将信将疑地对着屏幕比画一番,第三方平台工作人员通过娴熟的手语与患者进行沟通,同时将患者的需求告诉志愿者:"这位患者说,今天有你在,真的很安心。今天他来院就诊主要是因为他有多年的脂肪肝病史,想再复查一下肝脏情况,顺便再配些药。"

　　【点评】由于听障人士的听力和语言功能减退甚至丧失,不能用语言表达自己的生理需求、心理感受,也听不到别人的安慰,只能依靠眼神、手势、表情、肢体进行沟通,这时候非语言交流就显得尤为重要。通过细节沟通,可以稳定患者的情绪,减轻其心理负担。而会手语的工作人员及智能软件能帮助这一特殊人群克服沟通障碍。

　　志愿者引导这位患者来到特殊人群服务窗口,窗口透明玻璃上边的显示屏显示"老年人、残疾人、失独家庭及现役军人可优先挂号就诊"。志愿者向窗口内的工作人员说:"老师,这边有一名听障患者,他想挂一个感染科门诊。"工作人员从位置上站起来,通过第三方软件与患者进行沟通。当患者询问挂号需要多少钱时,工作人员告知患者医院对特殊人群免费挂号。

　　【点评】医院为特殊人群开通优先窗口,旨在为特殊人群缩减排队时间,急患者之所急,想患者之所想,让特殊患者看病更加便捷。当用手语与患者交流时,视线一定要开阔,避免有物体遮挡肢体动作,以降低沟通难度,正确理解患者所表达的意思。

　　患者在志愿者的陪同下来到感染科,志愿者让患者先坐在候诊室等待,自己先进就诊室与医生说明情况。医生了解后走出就诊室,与候诊的其他患者解释有一位听障患者,希望他们能通融一下让其先就诊。在取得其他患者的理解后,医生请患者和志愿者一起进就诊室,通过第三方软件实时问诊,再加上志愿者在一旁协助,交流毫无障碍,就诊非常顺利。医生开出检查单后,患者所有的检验、检查项目都在志愿者的陪同下顺利完成。

　　就诊结束后,志愿者协助患者完成下载第三方交流软件,以供日常使用。患者现学现用,在软件上互动道:来你们医院看病真的很方便,工作人员都很耐心,智能软件也非常人性化,减少了很多交流障碍,看病时间也缩短了,谢谢你们的贴心服务。并向志愿者伸出大拇指,弯曲两下,表达无声的"谢谢"后满意地离开了医院。

　　【点评】设置听障患者优先就医是人性化服务的体现,表达了人文关怀。对于听障人士而言,沟通障碍易导致不信任。听障人士往往比较敏感,旁人稍有不耐烦,即使眉头微皱,他们都会有所察觉,易产生自卑心理。因此,在与听障患者沟通时,要切身体会他们的感受,耐心做好解释,给予患者足够的反应时间,让其表达自己的感受,沟通不局限于写字板,可增加其他方式,如手语翻译、面部表情等,促进沟通的顺利进行。

案例 2-3 抛开成见,用心倾听

【典型事例】输液室是医院的"大窗口",工作量大、环境嘈杂、人员流动大,部分患者会因急躁产生抵触情绪,故是医疗纠纷的易发地。

一天,一位脸色有些苍白、额头冒着细细汗珠、一手按着左侧腰腹部的男性患者迈着有些艰难的步伐来到输液台前喊道:"护士!护士!赶紧把我这个药给用上,我快痛死了。"

我迅速从患者手里接过药品,然后核对患者和药品信息,并向他解释道:"这个药物是黄体酮,是解痉镇痛用的,等会打一针屁股针,疼痛就会缓解很多。"

"你说啥?给我打黄体酮!这个药物我知道的,我老婆保胎的时候用过,你们肯定搞错了,这个药是给女人用的,哪有给男人用这个药的!"患者情绪激动道。

"您不是输尿管结石导致的下腹痛吗?这个药就是通过扩张尿道,解除痉挛,达到减轻疼痛的作用。"

"我确实是输尿管结石,那也不能随便给我用女人用的药啊。"患者情绪激动地说,"你们护士懂什么?刚给我看病的医生也是一个小年轻,能懂什么呀!不会看病,乱开药,把给女人治病的药给我用,这不张冠李戴吗?反正我是不会用这个药的。"

"如果您有疑问,我现在请主治医生及药剂师过来,向您解释一下为什么用这个药,您看可以吗?"我当着患者的面拨通诊疗医生和药剂师的电话,向他们说明了患者的情况,为不影响其他患者的治疗,我将患者带到了沟通室休息。

【点评】由于患者缺乏专业知识,故存在信息不对称的问题,我们应耐心用通俗的语言向其解释,以改变其错误认知。对于受心理定势影响的患者,他们习惯对听到的话用潜在的假设去猜测或判断,常常难以冷静、客观地接受说话者的信息。我们要打破这种心理定势,力求心境平和、冷静客观地去解决问题。对于持有偏见或对医护人员不信任的患者,可邀请相关的第三方加入沟通。

片刻工夫,诊疗医生和药剂师来到沟通室,只见药剂师手上还拿着黄体酮注射液的说明书。药剂师把药品说明书拿给患者看,告知该药物不仅能保胎还能缓解输尿管平滑肌痉挛,可以有效缓解结石引起的绞痛。在旁的诊疗医生也向患者解释道:"这位先生,实在抱歉,在诊疗时我的解释可能不够到位,引起了您的误会。这个黄体酮您就放心用好了,与您类似疾病的患者都在使用,药效显著,能够缓解您的疼痛。"

这时患者才心服口服,同意注射该药物,并在注射完毕后向我们表达了歉意。

【点评】有些场合,对方已经意识到自己的错误,往往碍于面子不肯承认。对于这种情况,不必非要让对方承认"自己错了",可以顺水推舟给他台阶下,通常就不会再固执己见。诊疗医生和药剂师通过及时提供专业信息,用详尽的事实依据改变患者的错误认知,消除了患者的疑惑和不配合,最后顺利完成注射。

案例 2-4　暖心拨开云雾换信任

【典型事例】患者,男,69 岁。经挂号窗口现场挂号,号源为 86 号,当他颤颤巍巍到达内科候诊大厅时,发现叫号系统显示正在就诊 74 号患者,然而整个候诊大厅就五六个在等待就诊。患者认为自己前面应有 10 余人排队候诊,现在人这么少,说明中间有人肯定提前就诊了,所以他也不想候诊,要求直接到诊间就诊。

"我头痛、血压高,等不住叫号了,现在就要看病!护士快点安排一下。"患者气鼓鼓地走向导诊台,重重地将手里的病历甩在了我面前的台面上。

"头痛吗?还有哪里不舒服?既往有没有高血压?来,您先坐,我为您测量一下血压。"我示意他就座。

【点评】与患者沟通时,要以友好的方式开始,让患者感受到我们的真诚和关心,为后续进一步的良好沟通做铺垫。针对患者提出的问题,我们应分清轻重缓急,按流程处理。

"我哪哪都不舒服,我不要量血压,我现在就要看病!"患者不耐烦地摆了摆手,表示拒绝测量血压。

我看了下挂号系统,该患者从入门诊签到距现在不到 10 分钟,等候时间着实算不上长。"您先别生气,头痛、血压高也要我们这边量过血压您才能去就诊间的,要不然医生那边看不到您的基础检查信息。您的就诊号是86号,现在74号正在就诊。在您前面还有12位患者未就诊。轮到您,我会引导您去相应诊间就诊。"我指着候诊屏幕上的字幕耐心回答道。

"12个,12个,你们穿着白大褂,领着病人往诊间一凑,拿着单子往医生那一搁,这不12个立马变5个了吗?! 多简单!"患者嘲讽地说道。

原来是患者发现实际候诊人数与预约排队人数不符,误以为有人插队就诊,因此发火要求提前就诊。

"叔叔呀,这可真是错怪我们啦! 您看这么多双眼睛在'督查'着呢! 如果有人插队看病,别说您不同意,在座的各位叔叔阿姨也不会允许呀。"我笑着解释道。

"到了医院么就是你们说说了。"患者丝毫不理会我的话语,继续补充道。

"叔叔,请问您是哪里挂的号呀?"我问道。近年来,随着生活水平的提高,人们对医疗服务的需求也日益增长,我们医院也博采众议,为满足患者就诊需求,增加了多渠道挂号方式。

"年纪大的人嘛,当然是在人工窗口啦。"患者愤愤地回答道。

"叔叔,我们医院是早一批实行智慧医疗的医疗场所。除了人工窗口挂取号外,还有多种途径,如自助挂号机挂号、电话预约、手机网上预约等。正因为挂号有多种途径,所以就存在有些患者手机上挂了号,但还未到现场取号,还有一些患者虽取了号但还没到候诊区。叔叔您看,这是我们的叫号系统,比您早的80号都未就诊呢。"我边说边打开门诊系统,将系统中已就诊的号源给患者看,显示已就诊的患者都是比他小的号源,患者看完后仍持怀疑态度。

"叔叔,看见第二排坐着等待的爷爷了吗? 他是85号。到他看病时,就马上轮到您啦。"二排爷爷闻声,向患者招了招手:"别为难人家小姑娘啦,我这85号还坐在这里呢,你急什么。"

得到证实的患者红着脸,不再作声。

【点评】通过倾听,完整、准确地接收患者信息,正确地理解信息,清楚地听出对方谈话的重点,通过简要的复述对方存在的问题,及时给予患者反馈,让对方能理解自身认知错误的地方,同时配合以实例,使老年人更易理解。

"叔叔,您坐。"我搀扶着患者入座。

"还有十几个号子才轮到您,要不我教教您如何网上预约挂号吧。这样您以后就能减少排队就诊时间了。"我坐在他身旁关心地问道。

"我老头子手机玩得不太精通,有点笨,学不会。"患者不好意思地挠了挠头。

"没关系的,这个步骤挺简单的,我们这里就诊的患者您算年轻了,很多比您年纪大的爷爷奶奶都学会啦!我一步步教您,您肯定会学会的。"征得患者同意后,我在患者排队候诊期间教会了他如何网上预约挂号,并把每一个步骤都进行了手机截图,做好文字标注,存放在他的手机相册里。

【点评】批评或指出患者问题时,应首先表扬或肯定患者,然后再批评或指出其错误,这样会使对方更容易接受。表扬对方时,要表扬对方某一具体行为本身,而不要泛泛地赞扬人。心理学研究认为,赞扬越具体,越让人感到真诚,泛泛的赞扬只能让人感到虚伪。

"如果实在不会操作,就打电话进行人工挂号吧。"我又将预约挂号的电话号码存入患者手机通讯录。老年人的基础性慢性疾病多,往往一两个月就需要就医复查、配药,学会网上预约挂号能给他们提供不少便利。

交谈中得知叔叔是慢性高血压复诊患者,于是在就诊等待期间,我又为他宣教日常家庭监测血压的方法、健康饮食的重要性,并提供医院制作的疾病健康小处方,以便回家后翻阅。

最后患者顺利完成就诊,满意地离开医院。

【点评】门诊诊疗全过程涉及挂号、导医、预检、分诊、候诊、交费、检查、治疗、取药等诸多环节。患者就诊必须经历上述合理的诊疗流程,各环节间紧密连接,才能保证就诊流程的顺畅。每位患者的情况千差万别,没有统一的、可操作的通用流程,医院通过宣传将就诊的各个流程完整地解释清楚也不现实,此时医务人员的引导和解释工作显得尤为重要。

案例 2-5 沟通化解"乌龙"

【典型事例】随着疫情防控工作取得积极成效,各地迎来复工复产的大潮,医院的门诊也逐渐忙碌起来。为做好疫情防控工作,医院对来院人员严格进行体温测量和流行病学史查询。这天,门诊来了一名40多岁的男性患者,经过医院大门时,体温检测仪测得患者的体温为37.5℃。护士用耳温仪给该患者复测体温,仍然有 37.5℃。查看患者的健康码和行程码无异常,询问他是否接触过新冠肺炎确诊及疑似人员或到过疫情中、高风险地区,患者都表示否定。护士又问患者"您有没有咳嗽、流鼻涕等新冠肺炎相关症状?"患者紧张地搓搓手说:"我就是普通感冒,发烧、咳嗽三四天了,所以来医院找医生看看。"

【点评】医院大门是第一道防线,从严从实从细持续做好新冠肺炎疫情防控工作,才能最大限度保障患者、家属、医务人员的安全,有效遏制新冠病毒传播。对于发热患者,要严格排查,仔细询问患者的流行病学史。

"先生,您现在体温偏高,需要去发热门诊挂号就医,我带您过去,请随我来。"护士向患者说明情况。

患者听后着急起来,一口回绝:"我不去,我不用去发热门诊,我就想让医生配点退烧药,快点回家。"

护士耐心向患者解释:"先生,配药也需要查明病因才能对症下药。现在根据国家疫情防控规定,发热患者必须到发热门诊就诊,进行排查,希望您能配合疫情防控工作。"

患者情绪一下子激动起来:"我根本没有机会接触患有新冠肺炎的人,而且一周前我做过核酸和抗体检测,都是阴性的,我不可能得新冠肺炎,要去什么发热门诊!"

护士见患者情绪激动,于是耐心地安抚道:"先生,您冷静一下,去发热门诊并不代表您就得了新冠肺炎。您的核酸报告时间已经超过一周了,您现在有发热、咳嗽症状,请您去发热门诊就诊,也是对您及您的家人负责。"

【点评】多用亲切平和的语气,语气行为也是一种重要的沟通方式,同一句话用不同的语气并伴随不同的表情和动作,会产生完全不同的感受,医护人员与患者交流时态度要亲切和蔼,它往往比语言本身更重要。当患者不配合疫情防控工作时,要耐心解释原因,仔细向患者说明流程,过程中注意患者情绪变化,一旦发现患者情绪激化,要及时做好安抚,避免矛盾扩大化。

患者沉默了片刻问护士:"去发热门诊不是会被隔离起来吗?"

护士听到患者的疑问后,知道了患者不愿去发热门诊的原因,便回答道:"您误会了,不是到发热门诊就要隔离。像您这种情况,只要按普通发热患者流程就诊,不会被隔离。"

患者知道自己闹了个乌龙,不好意思地说:"我以为你们让我去发热门诊是要把我隔离起来,没想到是个误会,实在抱歉。"

护士展颜微笑:"没事,我能理解您的担心。很多患者因为对医院的就诊流程不了解,会产生各种各样的误会。像您这样以为去发热门诊就是直接被隔离的也有,现在由我带您去发热门诊就诊。"

在发热门诊,医生为患者做了一系列相关检查,诊断为普通细菌性感染引起的发热。患者在就诊结束离院时,还特地到门诊大厅对护士表示感谢。

【点评】生活中大部分的"乌龙"是由缺乏沟通和了解造成的。在疫情期间,有人因为各种因素讳疾忌医,如这位患者对就诊流程不了解,于是担心被隔离影响复工而不愿去发热门诊就诊。面对这种情况,医护人员一定要做好正面引导,让患者主动配合疫情防控工作。

案例 2-6 舒心就医中的糟心事

【典型事例】张大伯此时坐在就诊室就诊,医生详细询问清楚情况后,开出了对应的检查项目,结算时,系统却显示余额不足。张大伯"唰"地从椅子上站起来,大声道:"不可能,我进来时前门口的护士帮我在自助机上刚充值 500 块,那我的钱充到哪里去了?"

张大伯心里充满疑问,回想起早上那一幕。护士帮张大伯在自助机上取号时,因就诊卡内余额不足,于是张大伯请护士帮忙往账户里充了 500 元。张大伯记得最后支付宝声音提示:"支付宝扣款 500 元。"

张大伯猛地一跺脚,坚定不移地说:"肯定是那个护士操作错误,把钱充到别人那里去了。"说完拿上市民卡,跑到外边的自助机旁去找帮他充值的护士。医生"哎"了一声,连拉住患者的机会都没有。

【点评】老年患者信息接收能力弱,尤其对于一些智能化机器,护士虽然当面教患者进行充值,但对于患者而言,信息传递速度过快,并不能准确理解护士的操作,因此往往会对护士产生怀疑,认为是其操作失误导致账户内的金额不对。

张大伯冲出就诊室,看见护士仍然站在自助机旁,手指着护士:"就是你,是不是你乱操作,把我的钱充到别人卡上去了?"

年轻的护士脸上充满困惑,不清楚发生了什么事情,跟张大伯说:"大伯,您别激动,先把事情说清楚,我怎么可能把您的钱充到别人账户呢?"

"不是你还有谁,我进医院后除了我自己,就你动过我的市民卡。我不是让你帮我往账户上充 500 元吗,结果刚才医生电脑上要扣 300 多元就显

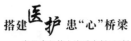

示余额不足,医生说我账户只剩 100 多元,不是你把钱充错了还有谁,你也别想赖掉,我手机上可是有扣款记录的。"张大伯说着打开支付记录。

护士解释道:"是我帮您充值的,但当时不是您亲眼看着吗,机器上插的是您的卡,不会充到别人账户去的。"

但张大伯不由分说:"我一大把年纪,根本没看明白,就看到你在那按来按去。没充到别人账户上,也肯定是你操作错误,导致我账户上的钱丢失了,你得把钱赔给我。"

护士百口莫辩,去向护士长求助。

【点评】年轻的护士往往缺乏处理纠纷的经验,因此当意识到在自己能力范围之内无法解决问题时,一定要及时向高年资护士或领导汇报,请求他们的帮助。

护士长到达现场后,耐心地听张大伯讲了整个过程,然后她对张大伯说:"大伯,您别急,我是这里的护士长,您的心情我非常理解,今天一定会帮您找出这笔钱去哪了。我先带您去核查您的账户,您跟我来。"

【点评】自我介绍是人际交往中常用的一种介绍方式,是在必要的情况下一种十分有效的沟通途径。对患者和家属而言,如果不确定沟通者是谁,或不确定他(她)是否能帮助他们解决问题,可能非常令人不安,因而沟通时需向患者说明自身的角色。

护士长带张大伯到财务窗口核查账户,系统显示张大伯 1 个月前在当地医院就诊时开通了"舒心就医",当时的 300 多元医疗费处于欠费状态,今天充值的 500 元,系统自动默认优先还款,还款后剩余 100 多元,所以结算时会显示金额不足。知道这笔钱的去向后,张大伯明白自己错怪了护士,觉得非常不好意思,连连向护士道歉。护士表示没关系,并在自助机上帮助张大伯结算了剩余待支付费用。

【点评】患者因为不知这笔钱的去向,心里非常着急。护士长向患者保证会为他解决这件事,稳定患者的情绪。查明真相后,确定是患者误会了,此时作为医护人员,也要做到宽容,接受老年人的不足之处,防止产生新的矛盾。

第三部分

急诊护患沟通

案例 3-1　"迟到"的抢救

【典型事例】抢救室正在抢救一位心搏、呼吸骤停的患者,只见几个家属围着吴主任激动地说:"你这医生怎么讲话的,我们一发现我妈妈情况不对马上打'120'急救电话了,是'120'急救车过了 20 分钟才到的,我家开过来才 10 分钟的车程,怎么说是我们耽误了我妈妈。"吴主任没有做任何的解释,只管查看患者的检查单,然后下达医嘱,抢救患者。

我一看这种情况,赶紧走过去耐心地劝导患者家属说:"大家先不要这么激动,我是这里的高级责任护士,我想这中间可能有误会,有什么事情可以和我讲,我会尽力帮你们解决的。"

【点评】自我介绍是人际交往中常用的一种介绍方式,是在必要的情况下一种十分有效的沟通途径。对患者和(或)家属而言,如果不确定沟通者是谁,或不确定他是否适合帮助他们解决问题,就会令人非常不安,因而沟通时需向患者和(或)家属说明自身的角色。

我话音还未落,家属们又七嘴八舌地开始抱怨:"不是我们造成这个结果的,是'120'急救车到的慢害了我妈妈呀。你们的医生竟然怪我们来得晚了。"我看了看有个中年男子在几个家属中像是做主的,了解到他是患者的长子,就耐心地向他解释道:"医生、护士的目的和你们是一样的,希望尽量把你妈妈抢救回来。你们看现在医生、护士们都在积极地抢救你妈妈,你们这样吵吵闹闹,会对他们产生影响的。你看这样好不好,你先去劝劝你的亲戚朋友们,请他们不要干扰患者的抢救,等你妈妈抢救结束了,我再让医生给你们个解释,你看可不可以?"同时,我将家属引导到护士站外并安置他们坐下。

【点评】急诊患者病情重、变化快,医务人员在采取急救措施的同时,要学会"察言观色",观察患者和家属的关系,观察患者在家中的地位,观察处于主导地位的家属。讲话语气要缓和,有"礼"有时比有"理"更重要。

患者儿子说:"好的,好的,其实主要是我妹妹,因为我妈妈是她在照顾的,她比较担心,怕我们会怪她。"

安慰好家属后,我找护士了解情况,护士告诉我:"吴主任和患者家属谈话时是告诉他们患者心跳停止时间长,错过了抢救的黄金时间,家属以为是怪他们耽误了患者。"

我看了看患者的抢救情况记录和现状,又和家属沟通:"你妈妈的情况很危急。刚才和你们谈话的是我们主任,她也是在告诉你们对患者来说这个时间太长了,并不是说你们耽误了患者。你看我们那么多人一直在努力地抢救你妈妈,但她的自主心律一直没有恢复,你们要做好心理准备,你妈妈的情况不乐观。"

【点评】急诊医患矛盾突出、尖锐,医务人员要充分认识急救中潜在的纠纷,抢救中要及时向家属交代病情、治疗方案和可能出现的病情变化,取得家属的充分理解和配合抢救。同时,要认真记录患者的情况、接诊时间、通知医生时间、医生到达时间及进行抢救时间等。

患者女儿听后问:"护士小姐,那我们要告'120',是他们来得太晚了。""120"救护人员一听急着说:"我们接电话、出车时间、到达时间都有记录的,你们看看我这本记录本,接到电话我们就出发了,一点都没耽误。"

我耐心地向家属解释:"'120'接到求救电话肯定是第一时间出发的,但路上会受很多因素的影响,比如堵车、老小区车子不容易进入等。其实,医务人员和你们的心情是一样的,肯定希望患者能抢救成功,怎么会故意拖延时间呢?"家属们听后情绪也慢慢平静下来,不再吵闹。

不幸的是,患者最终还是抢救无效宣布死亡。抢救室内气氛格外压抑,不只家属们沉陷在悲伤的情绪中,医护人员也为一条生命的逝去感到惋惜。但生活不会因此停止,我整理好思绪,去安慰痛哭的家属们:"你们这么多子女都那么孝顺你妈妈,你妈妈肯定很欣慰,但有些事情是人力无法改变的,我想你们的妈妈肯定不希望你们为她的事情闹得不愉快。现在,你们的任务是把你妈妈的身后事办好,让老人家走得安心。"

【点评】对于意外死亡的患者家属,面对突如其来的打击往往难以承受,医务人员要用亲切的语言和温和的态度去安慰帮助他们,使其控制感情冲动,配合院方处理善后。

患者儿子说:"你们的工作我们都看在眼里,我知道你们已尽力了,谢谢你们!"然后家属们整理好患者的用物平静地离开了医院。

案例 3-2 暖心的棉被,怒火的话语

【典型事例】巡视病房时,听见观察室 7 床马大伯激动地骂道:"我到这里是来看病的,不是受你一个工人的气的,真气人。"

我赶紧到病房了解情况,笑眯眯地说:"马老,怎么了?什么事情这么激动啊?"患者一看见我就说:"小单,你来得正好,来给我评评理。"

【点评】记住并说出患者的名字,患者会感到更亲切、更受尊重。

我把马大伯安顿到床上坐好,自己坐在他床边的陪客椅上,拍拍他的手背:"先别急,慢慢说。"

【点评】善于利用触摸艺术,触摸是无声的语言,是一种非常有效的沟通方式。在工作中护士要善于伸出自己的双手,通过"握手、拍背、搀扶"等方式巧妙地触摸患者,使患者感到无比温暖。

患者稳了稳情绪,向我倾诉道:"昨天晚上我不是发冷发热吗,你们夜班的小护士挺好的,给我加了床被子来盖,今天早上我不冷了,你们帮我把被子放柜子里了。现在你们工人二话不说要来拿走,我告诉她这是昨天护士给我用的,她就来一句'别人都用一床被子,就你特别点的,非要两床的'。你说气人不气人,好像弄得我搞特殊似的,我这么大年纪了,还从没被别人这样说过,气死我了。"

工人在旁边说:"单老师,走廊上的加床来患者了,没被子,我肯定要拿被子给他用的呀,再说我也没说他什么啊。"

患者一听又开始激动起来:"那你也不能说得那么难听啊,你只要说是其他患者要用,我肯定给你拿走的,为什么说我搞特殊呢?不行,我要去找你们领导投诉。"

我先让工人离开,一边安慰患者道:"马老,先别生气了,您昨天晚上人不舒服,一晚上没好好休息,今天好不容易精神好些了,这么激动的话,等下人又要不舒服了。我们工人呢讲话不注意方式方法,肯定要批评她的,但她

的文化水平低,我们要慢慢引导她是不是? 您和她就不要一般见识了。我先向您道个歉,工人我们会好好再教育的。"

【点评】若有自身错误或失误引起患者愤怒,则要给予适当的道歉,并应用专业知识进行引导性解释,取得患者的理解。

患者听到这赶紧说:"小单,你跟我道什么歉啊,我对你们可满意了呢,算了,既然你这么说了,我就当没这事发生了。就是万一我晚上再发冷怎么办?"看着患者情绪已经稳定下来了,我趁热打铁说:"马老,您看这样好不好? 我去另找一床被子给您备着,今天晚上如果您还需要加被子的话,我一定会让我们夜班护士给您的,这一点我可以向您保证。"患者听后说:"听你这么说我就放心了。"

【点评】对于让患者愤怒的问题,要立即给予解决,并取得患者的认同。尽最大努力在最短的时间内完成,让患者满意;对于不能马上解决的问题,要以真诚的态度请求患者理解。

安顿好患者后,我找工人沟通,告诉她吸取教训,注意讲话的方式和语调语气,避免产生不必要的矛盾。同时告诉工人,如果之后再遇到患者需要两床被子的情况,即使他暂时不用也要为他备着,走廊加床患者的被子告诉我们护士,我们会另想办法解决。

▬ 案例 3-3 误解的话语,解释的艺术

【典型事例】观察室重症病房收治了一位被精神病患者意外殴打致脑外伤的网红"鞋垫奶奶"。初期,每天有很多记者来采访。这天中午午休时,观察室值班医生打电话给我,说:"单老师,你快来一下,中班护士和'鞋垫奶奶'的家属吵起来了,还有记者在呢。"

我一听赶紧跑到二楼,看见一大群家属围着护士在指责她,旁边还有记者拿着摄像机。我向家属和记者表明身份后,将记者安排到输液室旁的椅子上坐着休息,然后把家属带到医生办公室并关上门。

【点评】找一个有利于沟通的环境,安静的环境是保证口头沟通信息有效传递的必备条件。环境中常常有很多噪声,这些噪声往往会造成信息接收者无法听到或听清发送者的准确信息,直接影响沟通效果,甚至会因误听信息而产生矛盾或发生纠纷。

家属七嘴八舌地告诉我:"没见过你们这种护士,太不负责了,记者来采

访,问病情她不知道,还说我们家属不在,其实我们一直都在门口。等下记者报道出去,人家以为我们做子女的这么不孝顺,人都不在医院。你们护士这点情况都不晓得,还上什么班呢?"

护士委屈地说:"中午有记者来问我'鞋垫奶奶'的情况,我告诉他们说'奶奶住在重症病房,重症病房的患者由重症病房的护士管理,我们这里是观察室,不负责重症病房的患者,所以不是很了解她的情况。'记者紧接着又问家属在不在,说要向家属了解一下情况。"我说:"不好意思,现在不是探视时间,重症病房里也没有家属陪护。结果刚好家属在旁边听见了,就开始骂我弄不清楚、不负责任,等等。"

家属们说:"那你也不能这么随便地告诉记者我们家属不在,最起码你应该在门口喊一声,看看有没有人回应再回答吧。"我耐心地和家属说:"你们的心情我能理解,不过我们护士只告诉记者这个时间不是探视时间,你们都不在里面的,并不是说你们不在医院里。何况记者也看见了你们这么多家属都在,不会随便报道说你们不孝顺,不在医院管老奶奶的。重症病房虽然和观察室在同一层楼,但护士是分开管理患者的,她只负责外面的患者,让她说重症病房患者的情况,她怎么说得清楚呢? 你们看现在记者还没走呢,你们肯定也不希望他们报道你们对医护人员的这种态度,是不是?"

【点评】多用亲切、平和的语气,语气行为也是一种重要的沟通方式,同一句话用不同的语气并伴随不同的表情和动作,会产生完全不同的感受。医护人员与患者交流时态度要亲切和蔼,这往往比语言本身更重要。

听到这患者的大儿子说:"是的,是的,护士小姐,主要是我妈妈这种情况我们都很着急,所以讲话冲了点,不好意思啊。其实我早和我弟弟妹妹他们说了,我们和医院是没矛盾的,医院是救我妈妈命的,我们不要把矛头指向医院,以后我们会注意的。"

看到大家的情绪缓和下来了,我也顺势给了他们一个台阶,笑着说:"好的,既然是误会,大家讲清就好了,以后有什么事情大家好好沟通。这样吧,既然记者同志等着了解你妈妈的病情,我请重症病房的医生出来把情况向记者和你们讲一讲,你们看怎么样?"家属听了高兴地说:"那太谢谢你了!"

【点评】运用移情来沟通,理解并体谅患者和(或)家属的感受,明确表达你认可患者和(或)家属的观点和感受。沟通过程中要善于察言观色,通过观察患者和(或)家属的语气、表情、动作,了解患者和(或)家属的情绪变化,及时调整沟通技巧。

主管医生告诉家属和记者:"患者目前生命体征比较平稳,但颅内仍有淤血,刚刚脑外科医生也来看过患者,等下要去复查头颅 CT,看有没有手术指征。大家放心,我们一定会尽全力抢救患者,如果患者病情有变化,我们会第一时间通知你们。"介绍完病情后,记者和家属都表示满意。

■ 案例 3-4 "久违"的报告

【**典型事例**】患者,女,74 岁,拟"右下肢深静脉血栓"等待收治入院。急诊医生已开具住院证。在疫情期间,需按疫情防控要求对新入院患者及陪护人员严格落实"持有效核酸检测阴性报告"住院的要求,为患者及陪客(患者 80 岁老伴)进行核酸检测。在等待核酸检测结果期间,患者病情稳定,体温 36.5℃。患者儿子当晚出差归来赶到医院,在未与家人接触沟通的情况下,听闻自己母亲比隔壁患者先进入院区,而隔壁床却"优先住院",误以为医院不给办理住院,情绪激动之下向医护人员喊话。

"你们没有亲人吗? 你们是铁石心肠吗? 你们还是不是人啊? 我妈妈下午 4:00 左右就送来医院了,在这里躺了将近 3 小时,到现在还没有住进院。"家属的音调渐高,脸涨得通红,脖子上的青筋暴起,胸脯剧烈地起伏着,对我们咆哮着。

"你先不要激动,你听我说……"还没等我说完,家属瞪起了眼,立马打断式回应道:"你还有什么好说的? 你们不就是看我父母年纪大,老实好欺负吗!"

正在发怒的年轻家属是在几分钟前才到达抢救室的,此时一直陪床的老伴并不在场。年轻家属刚到时还心平气和地道谢,面对突如其来的情绪波动令我心生疑惑。患者及陪床老伴是一对善解人意的老人,在一系列诊治过程中,他们也非常理解及配合,应该没有产生"导火索"的理由。患者左边邻床暂时是一张空床,而右边则是一位刚办好住院手续,准备入住的年轻人。邻床虽然比奶奶晚到医院,但是持有 3 天内核酸检测阴性报告,所住病区也恰好有空床。会不会是邻床患者比奶奶早住院刺激到了他? 我在心里暗自揣测。

抢救室喧闹的环境非常不利于患者病情的恢复,也不是处理矛盾的最佳场所,于是我将患者家属请至医患沟通室进行交流。"您好,我是今天的抢救室组长。您能告诉我是什么让您现在这么生气吗？"

【点评】大多数患者进入急诊的第一反应都是焦虑不安，接待护士谦虚诚恳的态度及微笑的"自我介绍"，除了可以让患者和家属减轻恐惧和焦虑外，还能为治疗工作的顺利开展打下良好基础。采用开放式提问，确定患者的问题或患者希望表述的问题确认，并筛查更深层次的问题。把礼貌用语结合礼仪服务，给予患方尊重，大大体现了现代护理观的转变。

"哼！说着我就来气，你们这群人，看人下菜碟，就是势利眼！那隔壁床到抢救室比我们迟，为什么他就能先住进病区？"他嘲讽地说道。家属停顿一会继续道："年纪轻呀，可不好糊弄，当然要先安排，先处置。年纪大的抢救室躺一躺，还能多收点费，你们抢救室按小时收费的，不是吗？"找到了家属气愤的根源，我暗自松了口气。

"如果真是这样，那换作我是奶奶的家人，我也会非常气愤！怎么能这样做呢！耽搁住院不说，还浪费钱。"家属见我改变了"立场"，反而冷静下来疑惑地看着我，为我之后进一步沟通争取了时间。

【点评】患者家属认为自己是弱势群体，处于被动地位，医护是主导地位，导致出现信息不对等的情况。沟通过程中有必要掌握一些言语沟通技巧，以增加医患之间沟通的有效性，协调医患关系。言语沟通的技巧其实并不深奥，沟通的两个要素就是"说"和"听"。说的时候要简明扼要地把自己的意图讲出来，听的时候应该做积极的听众。

"的确，奶奶是下午 4:05 收治抢救室的，而邻床小伙子比奶奶晚到一个多小时。但年纪轻，可没有拥有提前住院的优先权哦。因为疫情防控，入院患者及家属需要持 3 天内"核酸检测阴性"报告才能住院，隔壁床小伙有这张"通行证"。而且奶奶和小伙子入住的病区不同，小伙子入住病区刚好有空床，以上两点就是他比奶奶早入病区的原因。"

"啊，原来是这样。那我母亲的核酸检测报告出来了吗？"家属面部紧锁的眉头稍稍舒展。"在奶奶确定住院的时候，为了缩短等待时间，我们已立即为她和爷爷留取了核酸标本送检，同时联系病区预定好了床位。现在的住院政策非常好，两位老人检测核酸的费用也是减免的。"我边说边将核酸检测的条形码（显示留取标本时间是 16:30）及待办住院证递给家属查看。

【点评】向患者家属陈述事实，分享信息，详细解释不能及时转入病区的原因。

"那么核酸检测报告现在已经出来了吗？我们可以去住院吗？"家属追

问道。"我刚刚电脑上查看过,结果还没出来,那边病区我们也联系过了,病人家属还在整理出院物品,已经交代病区护士,床位准备好后及时通知我们,我们会及时把奶奶护送到病区。"我回应道。

"能帮忙催一催核酸检测结果吗?"家属急促地问道。我向家属解释了核酸检测的流程:"核酸检测要求非常严格,对实验室有特殊的环境要求,检测必须运送至特定地点才可以。检测的整个流程步骤繁杂,这就是核酸检测报告需要等待时间久的原因。奶奶的核酸标本我们已经优先送到检验室了。"

"原来是这样。"家属点了点头。

"看着时间差不多快出报告了,我现在再联系一次病区。"

【点评】反馈是沟通中重要的环节之一,也是沟通结束时的重要环节。要积极反馈信息,态度诚恳,对整个事件进行动态追踪,及时满足患方需求,不激化矛盾,减少患者等待住院时间,减轻或消除患者及家属的疑虑。

通过电话联系,得知病区正在对床位进行消毒。此时,这位年轻家属的父亲购买好生活用品闻讯而来。

"儿子,你错怪人家了。你不在,我腿脚不便,什么都不会也不懂。挂号、付钱、做检查、拿药……忙前跑后,都是小姑娘们帮忙办理的。你不仅没有道谢,反而怪起人家……你这……"父亲灰白的胡子一颤一颤,全身都在抖动。

"对不起,实在抱歉,我不该没有弄清楚就开始无端发火。谢谢你们帮忙照顾我父母,我诚心地向你们道歉,希望你们别往心里去。"家属红着脸向我们表示歉意并深深鞠了躬。

"没关系的,正因为大家能积极配合疫情防控,疫情才得以控制,国泰民安也有您的一份功劳。"我笑着回应道。

没过多久,患者及家属核酸检测报告提示阴性,我协助患者办理入院手续后,将患者安全送至病区,继续行专科治疗。

【点评】新冠病毒感染具有发病迅速、传染性强、病程变化快等特点,疫情防控呈现常态化趋势。抗疫取得胜利离不开老百姓的积极配合。

案例 3-5 床边胸片引发的热议

【典型事例】患者入院诊断为慢性阻塞性肺疾病急性发作期,呼吸急促,不可平卧。医生因患者病情需要行床边胸片检查。稍后放射科医生到场,随即当班护士做好相应措施后,告知抢救室的家属有患者需要行床边胸片检查,会有少量辐射,请陪护家属们暂时离开抢救室。待摄片结束后,一位陪护家属冲进抢救室,认为床边胸片对其他患者身体造成伤害,并要求给予说法。

"呵,午饭没吃上,射线倒是吃了不少!"一个尖锐的女声正在兴师问罪。

"我听说拍片的电离辐射很大,射线会穿透人的身体引起癌变!"另一名家属提高音调附和道。

"可不是嘛!我看百度说还会引起甲状腺结节、白血病呐!啧啧啧,越说我越怕。"家属噘着嘴唇,满脸通红,两眼视线盯人比刀还锋利。

"真是哑巴吃黄连,有苦说不出啊!今天必须给我们一个说法!"

此时,抢救室其他家属也开始纷纷附和,对床边摄片提出疑问。面对家属的质疑,我知道我必须及时进行干预。

我是一名刚定科的急诊科护士,家属的话语像无数条鞭子狠狠地抽打在我身上,心头的委屈一股脑地涌上心头。结束抢救的疲乏,家属的咄咄逼人,使我委屈至极。

"请……请大家不要激动,其实现在的床边摄片机经过革新,摄片带来的辐射量很少,安全系数很高,一般不会对人体造成伤害。"我满脸绯红,努力蹦出一段字眼。"真是站着说话不腰疼,你没有被辐射,当然安全啦!"一位家属叉着腰,气鼓鼓地瞪着我。

周围家属们越来越高的音调,还有因不满拍打桌面发出的敲击声。我仿佛听见自己心脏剧烈的跳动声,血液好像随时要溢出胸腔。我屏住呼吸,鼓励自己"别紧张,要冷静,我一定能理智地解决好这件事"。

木之折也必通蠹,墙之坏也必通隙。我冷静思考了一番,家属的愤怒源于疑问:①一次摄片的电离辐射对人体伤害有多大;②摄片时产生的电离辐射,是否会对在场患者构成辐射伤害;③摄片曝光时室内其他人员需要多长的安全距离。

量体裁衣,捕捉到家属的诉求,就像暗夜里的一盏明灯,为我接下来的沟通工作指明了方向。

【点评】案例中的家属因为缺乏相关影像学专业知识而产生辐射质疑。护士要及时发现家属的担忧,从家属的角度了解患方需求,厘清其对床边摄片看法的差异,从而提供有针对性的医疗知识,达到共同理解的目的。

"我理解大家的担忧,我们的出发点和在场各位一样——共同努力,及时诊疗,减轻病痛,促进患者尽早康复。请大家先平复一下自己的情绪,你们的家人现在身体不适,嘈杂喧闹的环境不利于他们的休息及康复。"我努力地保持镇静,一字一句地说道。话毕,周围逐渐安静下来。我不禁松了口气,逐渐有了信心。

"人体好比是一个盲盒,病灶就是盲盒里的一颗颗小球。床边胸片的原理就是把盲盒拍扁了,看看里面有没有小球。床边胸片的危害主要来源于X线产生的电离辐射。大家最担心的就是一次摄片的电离辐射对人体伤害有多大吧。"我补充道。

【点评】引出患方的担心,必要时认可这些问题,并加以解释说明,使谈话更易理解,并获得支持。

听见我默许他们的观点,家属们不约而同地点了点头。"辐射是一个相当普遍的现象,存在于自然环境中。它无处不在,如吃的食物、呼吸的空气中都有微量辐射。"我继续说道。"啊,怎么可能?"一旁的阿姨吃了一惊,不由发出疑问。

我继续解释道:"就像我们每天使用的手机,它也是有辐射的,但只要接受的总辐射量控制在安全数值内,就是安全的。"

"那像这样的拍片,致病、致癌的概率有多大呢?"家属追问道。

"床边摄片就像人在自然环境中受到的辐射,致癌风险很小。除非受到长时间、大剂量的照射,否则一般发生癌变、骨髓抑制的概率很低。而抢救室里因为病情原因无法移动的患者,我们也提供了铅屏风,放置于摄片患者的两侧,最大限度遮挡了射线的扩散。"我回答道。

"那我们家老爷子呢? 就是拍片的隔壁床。"最先讨要说法的家属迫不及待地问道。

"阿姨,隔壁床虽然离摄片最近,但老爷子在拍片时是平躺着的,可以避开散射线最大的辐射角度,因此没有必要离开抢救室。"我笑着回应她。

"哦,原来是这样……你们不说,我还以为……这不关心则乱嘛……哎! 净给你们工作添麻烦了。"阿姨脸颊绯红,不好意思地挠了挠头。

"没事没事的,我理解。"我安慰道。

【点评】真诚是打动他人最好的方式,适当与患方分享自己的想法,化解患者的疑虑,并不亚于给患方服一剂良药。此案例实事求是地叙说事实、剖析事理,真实、简明、准确地传递了信息内容,没有答应什么、保证什么,含蓄地表明了自己的态度,达到了内外部环境的协调统一。

"病情允许的话,我们可以通过喝绿茶,多吃新鲜的蔬菜、水果,比如胡萝卜、橘子、番茄和苹果等,还有海带、紫菜、黑木耳等具有抗辐射作用的食物,来降低微量辐射对身体的影响哦。"

【点评】找出患方的支持系统,提供相应的支持,如情感支持、技术支持。这里指的是信息支持——健康教育。

"你年纪轻轻,学问可不少。刚刚错怪你啦,我向你说对不起了。"人群中有家属说道。

"我刚刚情绪也有些激动,你别往心里去。"年长家属拍了拍我的肩膀说道。看见家属们纷纷表态,我不禁眼眶一红,心中涌起无限感慨,误会解除的喜悦、被家属理解的激动,心中涌起一片暖意。

经过我们的及时诊治,患者们生命体征稳定,一一护送入病区,做进一步专科治疗。我心底溢满了沉淀的踏实及职业的成就感。夜色朦胧,我和老师们将继续努力守护急诊室的夜晚……

案例 3-6　我们为你加油

【典型事例】深夜的急诊仍灯火通明,凌晨 1:00,我从前夜班手里接过"滞留"的患者,开始了我的夜班战斗。

抢救室 5 床是一位 26 岁、妊娠 28 周的年轻孕妇,因感胸闷乏力两月余,于当地医院就诊,考虑"肺动脉栓塞",20 分钟前由"120"转诊入抢救室,目前正等待复测血液指标结果。

夜已深,患者们抵御不了睡意的侵袭,唯独她睁着充满血丝的眼看着床边的心电监护仪。想必,此时她心里正在经历着恐惧与等待结果的煎熬。看着她焦虑不安的样子,我总想为她做些什么。孕妇接受了我的关心,表示准备闭眼入睡。

"护士,护士。"5 床的一次次呼喊声打破了深夜的寂静。我一次次走向床边,一探究竟……

"护士,我昨天一天都没刷牙,我可以嚼口香糖替代刷牙吗?"

"护士,我都没带换洗的内衣,可以用一次性的吗?"

"护士……"

【点评】患者一次次的呼叫,看似是基本需求的反应,但我们应该知道这其实反映了患者此时的焦虑心理。在抢救室这样繁忙、快节奏的地方,我们要注重患者的心理护理,做好人文关怀。

一阵急促的电话铃声打破了夜晚的平静。"检验室危急值:5床×××××,住院号×××,D-二聚体 35000μg/L。"接到血检结果,在场的医生迅速组织了病情讨论,当务之急是做肺血管 CTA 检查,排除最大威胁——肺部栓塞。告知病情及风险程度,医生下了病危通知。经过协商,闪着泪花的孕妇与家属达成共识,决定立即到 CT 室检查。

渐入深秋,夜风有些清冷,令我不禁打了个哆嗦。给孕妇加盖好棉被后,我护送她至 CT 室做检查。我当然知道,一个晚期妊娠的孕妇是多么担心与害怕,做 CT 明确诊断的同时将会给宝宝带来怎样的影响。一路上孕妇都沉默着,用手紧拧着被角。我拍了拍孕妇的肩背,以示安慰:"别害怕,我们与你的家人都在一起陪你面对。你看,你的丈夫一直在无微不至地照顾你,陪你挺过难关。"

"是啊,定期产检,宝宝都很听话,在健康长大,从来没让我操心过。护士你知道吗,从 B 超医生指着屏幕对我说,这是你的宝宝,甚至现在我都能感受到宝宝踢着我的肚子,已经想要迫不及待地出来拥抱这个世界。"

也许戳中了这个即将初为人母孕妇的泪点,她终于忍不住开始抽泣起来。我接过家属递来的纸巾为她擦去溢满脸庞的泪水:"你看,此刻宝宝都在以胎动的形式为你们彼此打气加油呢。"孕妇黯然失色的眼神里好像突然灌注了光,自己主动擦拭了泪水,告诉我:"我不哭,我不悲观。我也要和宝宝一样坚强勇敢地活下去,我真的好期待与他的见面。"

我明白此时孕妇的无助及害怕,我不能再渲染悲伤氛围。于是我强忍眼眶中打转的泪花,争取不让它掉落:"待会我们就要做 CT 检查了,我会请医生为你的腹部围上铅服,在一定程度上能减少辐射的影响。待会你也要配合医生,我们尽量一次到位,尽可能缩短照射时间。"我边说边抚摸了孕妇的手臂以示鼓励。孕妇直点头,与家属一起向我道谢。医院从不缺疼痛、恐惧、绝望,他们的道谢没有让我紧绷的心松懈,孕妇的预后如何以及 CT 检查到底对宝宝的影响有多大都是未知,甚至不能保证在疾病这个隐患下,宝宝能不能如愿呱呱坠地。

【点评】虽然有时候面对疾病我们也无能为力,一切都太沉重,但我们应在力所能及的范围内为患者考虑,将影响降低到最小,努力为他们的世界多点亮一盏灯。

明确诊断后,孕妇因病情危重,由抢救室护送至重症病房进行对症支持治疗。几小时后,电梯遇见孕妇家属,得知患方因疾病决定择期引产,现孕妇正在监护室使用无创呼吸机辅助通气,和疾病做顽强抵抗。家属说,其实从转诊那刻就知道保胎无望,但因为做 CT 时我加盖的一床保护铅衣而感到温暖不已。

出了电梯,回抢救室的路上,天开始泛白,希望孕妇也能同黎明到来般告别黑夜,挺过难关。

【点评】急诊是寄托希望的地方,经历着爱与希望的坚守,是新生命的延续。这里也是令人绝望的地方,集结了舍与得的纠结,有时将是生命的终结。这里 24 小时不打烊,日夜灯火通明,是生死搏斗的生命战场。对于大多数患者来说,医院是冰冷的存在,但却也会因我们而温暖……也许我能给孕妇带来与疾病斗争的动力和信心,能够在她彷徨无助的时候告诉她,其实她并不孤单,路一直在,幸福虽会迟到,却永远不会缺席。

案例 3-7　未见其人,要求配药

【典型事例】"护士,护士,赶紧给我一个急诊儿科的号子。"一位老大爷气喘吁吁地赶到急诊预检台说道。

"孩子哪里不舒服?"我从坐诊台站了起来,关切地问道。

"咳嗽,咳个不停。"

"小孩子人呢,我给他量个体温。"

"这个点么,肯定在读书呀,赶紧给我拿个号,我配一瓶你们医院自制的小儿愈咳灵,孙子放学刚好能喝上。"

"大伯,不好意思,我们得见到孩子,评估病情,测量生命体征后才给挂号。"

"我都说了,小孩过不来,你就给我一个号子好了。孙子我了解的,就是着凉感冒了,有点咳嗽,一喝上你们医院自制的止咳糖浆就好了。你行个方便,通融一下。"

"大伯,真的不行……"我为难地摆了摆手。

"你这个小姑娘怎么这么死脑筋,难道还要我跑两次?"大伯质问我。

"大伯,您别急,我非常理解您心疼孙子、看病心切的心情,想要孩子尽快看病、尽早治疗,我们的目标是一致的,这也是我的工作职责所在。但小孩子不是我们大人,并不像我们大人感冒自己吃点药这么简单。"

"那你现在是什么意思呢?就是'三不'——不挂号、不开药、不负责咯?"

"不,我们是要'三好'——看好病、开好药、负好责。赶了一路您也累了吧,您先请坐。"大伯入座后,我请儿科医生出面强化沟通。

见到医生的大伯立即眉开眼笑,对医生说:"医生,你行个方便,耽搁你2分钟,开瓶止咳糖浆我就走。"

【点评】在沟通的过程中,遇沟通不畅时,可借助他人的力量如医生、高年资护士、护士长等协助沟通。

"大伯您好,我是今晚的值班医生,咳嗽可不仅仅是普通感冒这么简单哦,这个季节也是小儿肺炎的高发季节,像细菌或病毒引起的小儿肺部炎症,咳嗽是临床症状之一。小孩子语言表达还不够完善,平日照料也许会遗漏重要的'蛛丝马迹',所以还是需要把孩子带过来,让我们检查一下,排除肺炎等疾病,这样更放心,不是吗?"大伯沉默地看看医生。我连忙补充道:"咳嗽只是临床症状,并不是疾病。我们治病既要治标也要治本,还是要带过来让医生看看才放心。"

【点评】急诊是在紧急情况下对患者进行紧急救治和抢救的场所。日常生活中有较多人员因为对急诊缺乏认知,存在占用与不合理使用急诊医疗资源的问题,影响到急诊工作的有序开展。面对患者对急诊就诊制度的不理解,如果不能细致地进行沟通缓解疑虑,就可能直接造成医患之间不信任,导致纠纷产生。针对不同的患儿家属,在不同场合和时间要注意使用不同的语言表达方式,不仅包括说话的内容,更要注意说话的方式、方法。

"哦,你们说得有道理,但等接到孩子放学,再过来,这不又得重新排队吗?"大伯犯难得皱起了眉。

"大伯,您可能还不知道吧,到了季节变换之际,为了解决儿童就医等候时间长,满足家长和孩子的医疗需求,我们在前几天就开设了小儿夜间特需门诊,今天是擅长呼吸道诊治的主任坐诊。也就是说,晚上也能看专家门诊啦!"

"哦,是吗?那可太好了,我赶紧联系孩子爸爸,孩子放学后就接到医院来。"话毕拿出手机准备拨号。

我看了看钟表安慰道:"我们晚上6:00开始放号,算起时间还算充裕。

大伯,您不用太着急。"

"好的,好的,谢谢你,我刚刚有点心急,说话不太好听,希望你不要往心里去。你们医院一直都很负责,我从上班到退休,每年体检都是在你们医院做的,有指标异常还特地打电话来做健康指导。我儿子是在你们医院出生的,孙子也出生在你们产科。我们老一辈人,最亲切、最信赖的就是西子湖畔的××医院。"

"谢谢大伯的信任,我们也一直在努力,让光荣传统继续发扬光大。"

夜间,孩子至夜间门诊就诊,诊断为支气管肺炎收治入院。经过诊疗,1周后康复出院。

【点评】临床护理工作不仅需要耐心地做好解释沟通,还需要热心地为患者提供就诊帮助。作为医务工作者,要学会换位思考,孩子患病,家属难免会手忙脚乱,有时甚至口不择言。我们应向家属解释清楚就诊的流程和意义,安抚家长,理解其焦虑的心理和行为表现,让家长看到我们护理人员对孩子的关心及积极解决事情的态度,进而得到家属的认可和配合。

案例 3-8　滞留抢救室的患者

【典型事例】患者王×,男,19岁,因"胸闷气促"送入抢救室。胸片提示肺压缩 75%,经胸外科医生会诊,诊断为"大量气胸",拟收治入院行进一步专科治疗。而胸外科呈满床状态,现患者滞留抢救室,等待入院,引起家属不满。

"护士,医生说我儿子的病得住院治疗,我们什么时候能上去住院?"家属焦急地问道。

"医生给您儿子开了胸外科的住院证,该病区暂时满床。已经给您打电话预约了,一旦有病人出院,消毒完毕,您就可以办理入院手续了,请您耐心等待。"办公班护士回应道。

"好的,有出院请立马通知我办理住院。看儿子难受,我的心就像热锅上的蚂蚁,现在整个人坐立难安。"

30分钟后家属再次催促:"护士,这么久过去了,我们还是不能去住院吗?"

"我再打电话问问病区床位情况如何。"通过电话获知,病区目前仍未有患者办理出院,办公班护士将结果告知家属后,引起家属勃然大怒:"你们就不能加张床吗? 等等等,已经等多久啦? 没床,没床就不治病了吗? 我们又不是元帅的士兵,要原地待命!"

"您先别激动,我非常理解您的心情,我们也希望您儿子能尽快入住病区,但每个科室的床位数都是固定的,要等前面有患者出院、床位空出来你们才能入住。"办公班护士解释道。

"汇报上级领导啊! 床不够加床,人不够加人! 软硬件设备不够,难道等病人来给你们解决?"家属霸气地回应道。

面对家属的咄咄逼人,办公班护士半晌接不上一句话。

"小宇妈妈,消消火,我是今天抢救室的大组长。我也是一位母亲,非常理解您关心孩子,想要尽早得到治疗的迫切心情。遇到这种事,换谁都一样会非常焦急。"我面带微笑走到小宇床边。

【点评】微笑是最美好的语言和快乐的源泉,也是亲近和尊重患者的重要体现。有了微笑,就便于医患之间沟通和交流;有了微笑,就少了许多矛盾和障碍。就医的过程是患者生命历程中生理和心理最脆弱的时刻,最需要人性的关爱。此时医务人员自然、真诚的微笑,表达了对患者的鼓励和安慰,有助于医患间的情感共鸣。得体的称呼会给人良好的第一印象,使患者获得心理上的满足,感受到医护人员的亲近。

"看着身边的床位一个个入病房治疗,那作为家长,心里肯定急的呀。我家孩子正值高三,马上就要高考了,这个节骨眼上住院治疗肯定会影响复习进度。我想及时住院、尽早治疗,这样也能尽快回归校园,不是吗?"家长一改之前的高分贝,双手无奈地拍着大腿。

"理解的,孩子身体至关重要,读书也是大事。饱读诗书数载,就为了能在高考时刻奋起一搏。"我感同身受地回应道。家长像是遇见知音般激动得直点头。

【点评】同时站在对方的角度和位置上,客观地理解对方的内心感受及内心世界,且把这种理解传达给对方,有助于缓解对方的情绪。

"当确诊气胸时,我们立即请胸外科魏主任为小宇置入了胸腔闭式引流管。通过这根管子会将体内多余的气体排出,缓解孩子气促、胸闷的不适,达到稳定病情的目的。目前小宇的症状已经趋向平稳。我们急诊科的医护也在尽心为他做治疗和护理。病区的疾病处置是和急诊一致的。在仪器设备、人员充足的抢救室观察、稳定病情也同样有保障。旁边除了您陪伴外,另一位是小宇的父亲吗?"

【点评】急诊疾病复杂,常存在多学科交叉。要及时向患者及家属反馈治疗信息。交流中避免过多使用医学术语,让患者及家属能够清楚患病情况,理解医生所做的努力,感受到尊重和重视,满足其救治的心理需求,增加患者的安全感,提高满意度。

"是的呀,孩子生病,家里人肯定都着急的,都请假过来陪伴在孩子身边。"妈妈面带焦急、紧张的表情说道。

"孩子平常学习也挺辛苦的,生病后身体也很虚弱,除了治疗外,休息也很重要,在他床边大声说话会影响他休息,我们现在可以让孩子休息会儿。要不我俩先去一边,我和您讲讲胸腔闭式引流管日常需要注意的事情。爸爸回家拿一些孩子住院所需的生活用品和复习的书籍。您看可以吗?"我笑着征询家长的意见。

"这样安排还好的,总比我们干等着强!"妈妈点点头。

【点评】通过适时转移话题来转移患者家属的注意力,将话题引入自己的谈话范围。与家属共情,通过情感换位,抓住家属关心孩子这一心理,从为孩子考虑的角度提出建议,得到家属的理解。

患者母亲经过疾病、导管相关知识宣教后没有了之前的焦灼不安,当患者父亲备好住院所需用物回到医院时,她开始向丈夫传授相关疾病观察要点及注意事项。没过一会儿,我们收到病区有空床的通知,即刻协助患者家属办理住院手续,并安全护送至病区。

案例 3-9　我就是腹痛,怎么就成心梗了呢?

【典型事例】东边的地平线泛起一丝亮光,小心翼翼地浸润着浅蓝色的天幕。眼看还有半小时就能下班了,我不由舒了一口气。正在此时,远处一位 70 余岁的爷爷弯着腰,步履蹒跚地向我走来:"哎哟,哎哟,真是疼死了!"老人痛苦的声音即刻引起我的注意,前一秒心里还松弛的弦立刻紧绷起来。我连忙起身,推上轮椅把爷爷护送至预检台。

"爷爷您好,我是急诊预检分诊护士,您的脸色不好,看得出您身体很不舒服,您是哪里不舒服?"我关心地问道。

"这里,痛,痛得紧。"患者艰难地指向剑突下部位。

"是怎样的痛,有没有拉肚子?"我边询问病史,边开始监测生命体征。

"拉肚子倒没有,就是胃痛……痛得特别厉害,痛出汗的那种。请你……帮帮忙,吃胃药也没效果,我真的痛得受不了了才来医院的。"

确实,爷爷遍布沟壑的前额渗出细小的汗珠,衣背也湿了一大片,说话也开始停顿,大喘气。"痛多久了?还有其他部位疼痛吗?以前有什么基础疾病吗?"

"两三天了,我就是肚子痛,有高血压、糖尿病。"患者因为疼痛,鼻翼一张一合,急促地喘息着。(心率121次/分,血压86/54mmHg!)剧烈腹痛、大汗淋漓、气促,又有高危因素(高血压、糖尿病),根据临床表现,结合经验,爷爷很有可能是急性心肌梗死!我意识到病情不容忽视,时间紧迫。"爷爷,现在您心跳偏快,血压又偏低,您别紧张,我先带您在移动床上躺下,医生给您检查下。"安置完患者后,我推上平车,加快步伐向抢救室走去。

"周医生,该患者因剑突下腹痛2～3天就诊,发作时伴气促、大汗淋漓。现监测生命体征不平稳,既往有高血压、糖尿病基础疾病。"我迅速向抢救室医生汇报病情。同事心领神会,立刻推来了心电图机准备为患者做检查。

"爷爷,您先躺着别动,我们现在先为您做一个心电图检查。"这时候爷爷已经痛得说不出话了,艰难地点了点头表示默许。这时候家属也气喘吁吁地赶到了医院,看见医生正在给爷爷做心电图,很不理解。"我爸爸胃痛,他应该看消化内科!查心电图干吗?他又没有心脏病!欺负老人家没有文化吗?我告诉你们,你们这算过度医疗!"家属手指着我的白大褂,怒不可遏地看着我。

"您先别激动,能和我说说患者的胃痛吗?"我对患者家属说道。

"也是最近才开始的,起初没在意,但胃痛得愈发厉害,发作次数也增多了。自己吃了点胃药也不见好。""我大伯去年剧烈胃痛,在你们医院查出是胃溃疡。"家属继续补充道。

我问道:"所以您担心患者这次患的也是胃溃疡吗?"家属点了点头,表示默许。

【点评】当认为某个看似简单的信息背后可能隐含其他信息时,复述可以检查护士对患者真正意图的解读是否正确,这是进入患者立场较好的辅助切入点。

正在这时,急诊心电图报告出来了,提示ST段有弓背样抬高。急性心肌梗死的可能性极大!"老伯可能患了心肌梗死,这是引起腹痛的元凶,我们需要抽血来明确诊断。"医生边说边开始打电话通知心内科会诊。此时爷爷因腹痛在床上蜷缩在一起，家属见医生查完心电图就走，感到非常气愤。"什么心梗？我爸爸就是胃痛，已经痛成这样了，你却在旁边打电话。医生是救命的，不是谋财害命的！"家属在旁咆哮道。

"阿姨，刚刚的心电图提示异常，而心脏疾病是分秒必争的，所以医生在打电话即刻呼叫心内科医生。"我继续解释："其实心梗发作疼痛部位不只在心脏，还会在其他部位引起一系列的症状，如牙痛、肩膀痛等，您父亲这种情况是下壁心梗的特点。由于心脏下壁离胃较近，让他误以为是'胃痛'。而且他有糖尿病、高血压这两大病史，是心肌梗死的高危因素！耽搁时间越久，心肌细胞缺血坏死的数量就越多，这是非常危险的，会诱发恶性心律失常，早期病死率非常高，所以医生才这么着急！"

【点评】心血管疾病起病隐匿，早期难以发现。患方因缺乏疾病相关知识，导致认识不足。我们应正确掌握疾病的相关知识及患者病情，运用有效的措施，采取提醒、暗示、协商等方式进行交流，告知家属急性心肌梗死的严重性，帮助家属迅速做出决定。

见家属迟疑，我连忙补充道："我们是一家大型的综合性公立医院，也是市级胸痛诊治中心，具有一整套完善的诊治流程。给您诊疗的医生是经验非常丰富的急诊科副主任医生。"

"那快点抽血吧，要尽快出结果。"家属着急地说。我边安慰缓解其紧张情绪，边迅速进行操作。抽血完成后，胸痛护士立刻进行 POCT 检测。快速检测结果提示 TNI $23\mu g/L$！明确是急性心肌梗死后，我们第一时间告知家属病情，即刻给予镇痛、抗凝调脂等对症支持治疗；同时做好术前准备，将患者送至导管室。冠脉造影提示患者的冠状动脉堵塞，置入两枚冠脉支架，挽救了缺血的心肌，避免了恶性心律失常的发生。经过介入及后期住院治疗，患者顺利康复出院。

【点评】急诊是医院急、危、重症集中，抢救和管理任务最重的科室，也是最易发生医疗纠纷和投诉的科室。深厚的人文素养是急诊医护人员与患者进行有效沟通、赢得患者满意的前提。要树立"生命至上"的理念，使医学人文回归医疗。沟通技能方面要做到：尽早沟通，即沟通必须在第一时间进行；随时沟通，反复多次沟通；充分沟通，必要时边抢救边沟通。

半个月后我们收到了一封感谢信，内容如下。

致全体医护工作者：

我知道，这是一份职业，但作为一名病患家属，我们见证了你们的辛勤付出，感恩你们的医者仁心。我由衷敬佩你们将这份平凡的工作做出了非凡的业绩。你们值得被社会尊重，你们无愧于天使的称号。

读完信，我的眼眶不禁湿润，和同事们相视一笑，微笑被裹藏在浅蓝色的口罩里。但那份对生命的喜悦依然穿透所有的阻碍，在心间涌起一片暖意。我们跟时间赛跑，跟死神夺命，不放弃每个生命，尊重每一位需要帮助的患者，是急诊人的初心和使命！

▬ 案例 3-10　我就是要住院

【典型事例】患者，女，65岁，软组织擦伤。患者因车祸创伤2小时致全身多处散在擦伤，由"120"护送入抢救室。进入抢救室后遵医嘱予完善相关检查，擦伤处已清创、妥善包扎。现生命体征平稳，没有住院指征，符合出院条件，准予出院，后期至门诊随访。不料原本平静的患者却大发雷霆，要求住院行进一步治疗。

"阿姨您好，您的病情已经达到出院标准。稍后我们会给您一份出院小结。"管床医生来到患者床边进行出院谈话。

"出院？我还没觉得好转呢。怎么了，我不动手术，你们赚不到钱，就着急下逐客令了？"患者从床上坐了起来，食指快频率摆动指向医生说道。

"不是的，您误解了。阿姨的伤口比较浅表，已为您妥善处理，其他检查暂未发现异常，只需回家休养就可以了。"床旁医生解释道。

"我就是感觉不舒服！你说暂时未发现异常，就是说你也不确定之后不会发生病情变化，出现异常咯？这不是拿我的命开玩笑吗？"患者质疑回应道。

【点评】急诊科是医院抢救急危重症患者的前沿，患者病情复杂、危重，就诊人数多，导致急诊科是医患矛盾的多发地，患者及家属易产生急躁、忧虑、恐惧的情绪。作为急诊护士，不仅要有熟练的抢救技术、丰富的理论知识、高度的责任感和应变力，还要通过语言沟通和非语言沟通，掌握沟通技巧，以理智的情感抑制非理性的冲动，用真诚和良好的服务对待患者，减少护患纠纷，提高护理质量，建立和谐的急诊护患关系。

见患者情绪愈发激动，我立即走了过去。通过查看病历，我发现患者是在路边被逆行的电瓶车撞倒在地,只是皮肤轻微擦伤,确实没有住院的指征。目前所有的检查都是患者自行支付。患者执意留院可能是害怕出院后肇事方赔偿不能落实。心中有了猜想,我示意医生暂时离开。我来到患者的床边,发现患者手紧拽着几张票据,不难看出是刚刚支付的院内诊治费用清单,这进一步验证了我的猜想。

"阿姨您好,我是抢救室的护理组长,刚刚您的检查都出来了,检查结果也没什么大的问题,您是还有什么担心的吗?"我走向床边笑着询问患者。

"我的要求很简单,就是要住院。"阿姨双手叉腰撇着嘴说。

"是身体上哪还不舒服吗?想要住院继续治疗。"

"那四肢擦伤总是要痛好几天,自然是不舒服的咯。"

"其他地方呢?还有哪里不舒服?"

"老人家最经不起摔呀,什么脑出血、骨裂,一摔什么毛病都出来了。"

"进抢救室以后,该做的检查已经都做了,排除了脑出血、骨折等疾病。现在只需要回家休息就好。"

"我知道,刚刚来的那个医生不是说了嘛。有些事,你还年轻,社会阅历少,不懂的。"阿姨无奈摆摆手,又摇了摇头。

"阿姨,您是害怕出院后肇事方不给您赔偿,是吗?"我看了眼被紧拽的票据问道。

"欺老不欺壮,欺息不欺闹。像我这种老太婆,如果息事宁人,自觉打包走人,这不是正合他(肇事方)的意吗?"

"哦,阿姨,原来是这么一回事啊。其实赔偿最主要是根据您的疾病诊断和验伤报告来判定的,而不是以在院时间的长短作为依据。您入院就诊时,我们建议您先自费就诊,保留所有的票据,就是为了后期赔偿做准备的。

"你的意思是,让我先出院回家吗?那我的权益能受到保护吗?"

"您携带的验伤诊断单,我们医生已填写完成,待会盖上公章就生效了,后续交警部门会继续追踪处理,保证您的权益不受损害。"我拿着填写完毕的表单向患者示意。

阿姨拿着验伤报告,仔细地看了又看,对我说:"是这样吗?"

"是的,阿姨,我们抢救室经常会送来事故伤、存在纠纷的患者,我们在处理伤情判定这方面非常有经验。交警部门也是根据诊断报告而非住院时长来判定肇事方对您的伤害程度。出院后,您携带验伤报告及就诊票据配合警方继续走程序就行了。看您票据有些多,万一掉了就不好了,要不我为您整理一下。"

"啊,也好。"

【点评】沟通中,注意观察患者的行为以及产生的内在原因,倾听他们的内心诉求,鼓励他们说出内心的真实感受,共情于他们的疑虑、焦急和疑问等,耐心地分析、解释他们提出的问题。

"我核对了下,今日就诊的所有票据都在这里。"接过患者递送的票据单,我为她张张整列,用订书机装订妥当后归还给她。

"谢谢你,姑娘。"

"阿姨,您刚刚也看见了,我们急诊科一直有源源不断的病人往抢救室送。他们因为病情危重,需要立即进行救治。您一定也不希望他们因为没空床而耽搁病情吧。急诊是24小时开放的,如果后续有什么不适,可随时来院就诊。您看,您是否可以……"还没等我说完,患者便接过了话。

"我明白,其实刚刚我也不是冲你们发火,我主要就是害怕自己出院后没人为我解决这件事。我这就收拾收拾准备出院。"

"那我为您联系家里人,让家里人来接您,好吗?"

得到她的允许,我联系了阿姨的儿子来院接人。出院之际,我将患者盖上公章的验伤报告及急(门)诊出院小结整理后放进塑封袋里递交给阿姨,并交代了伤口护理的注意事项。患者满意地离开了医院。

【点评】及时掌握患者的心理动态,根据其心理状况给予有针对性的指导。事故伤害不愿出院的患者有以下心理特点:①敌对心理;②过度担心病情心理;③赔偿期望值过高心理;此外,患者往往还缺乏知识。面对事故伤害的患者,担心出院后自己权益受损而不愿出院,占用急诊医疗资源及住院床位,往往导致真正需要住院的危重患者无法得到及时的治疗。面对这类患者,应深入了解患者不愿出院的原因,针对患者不同的心理问题,实施有效的健康教育和护理干预。从患者角度出发,首先,保证患者权益不受损,让患者感受到医务人员的真诚;其次,要告知医院收治入院的相关规定;最后,向患者提出建议,提供帮助,从而使有限的医疗资源能够得到合理使用。

案例 3-11 我可能得了"食管癌"

【典型事例】"我也是没办法才这个点来看病的,我愿意多交钱,为什么就不能给我看病呢?"今天我是夜间护理组长,刚接班正准备查看急诊各个区域的工作情况,一阵哭喊声从急诊大厅传来,我闻声快步前往一探究竟。

只见一位 35 岁左右的女子,穿着白衬衫黑西裤,瘫坐在地上,手里还提着一个便当盒,应该是从单位下班直接赶往医院就诊的上班族。我的同事在旁好言劝说,女子却坐在大厅地上宣泄情绪,引来就诊患者一阵围观和议论。

"生病又不像设闹钟,能自己挑好时间来的,晚上门诊关门了,看病只能来急诊啊。"又有声音从人群中传了出来。

"现在生活压力这么大,大家都不容易,你们医院就行个方便给她看一下病嘛!"在旁的奶奶忍不住插嘴。

"姐,这位患者主诉咽部不适 1 周了,测得生命体征平稳。我建议她白天到门诊就诊,可她就是执意今晚就得看上病,什么都听不进去……"夜班同事向我阐述了事情的原委,为难地摊了摊手。

白天忙于工作没时间看病,晚上又得知自己的症状不符合急诊范畴,这大概是她哭闹的原因所在。

"你好,我是今天急诊值班组长,你有什么困难,请告知于我,我尽量帮你解决。地上凉,先起来说话吧。"我搀扶起坐在地上哭泣的患者,请到办公室就座。

【点评】用肢体接触的动作表达医护人员对患者的接触性沟通。营造一个有利于沟通的环境,安静的环境是保证口头信息沟通有效传递的必备条件。

在办公室安静的环境中,患者的抽泣声渐渐减弱。

"能告诉我,因为哪里不适来医院就诊吗?"

"我……我感觉吞东西有异物感。"患者抽噎地回答道。

"这种感觉有多久了?"

"一个礼拜了。"

"身体是革命的本钱,健康永远是第一位的,怎么拖了这么久才来看病呢?"

我的一句普通关心,她先是强颜欢笑,过了几秒竟开始泣不成声,眼泪一下子夺眶而出。我这才反应过来,她心里大概藏有太多说不出的心事和委屈。成年人的崩溃往往就在一瞬间,也只敢留在深夜。越是想努力堵住情绪的决堤,却不知何时涌起浪潮,让这份努力瞬间破防。

从与她交流中得知,她是一位单亲妈妈,为了让孩子有更好的生活,她每天拼命工作努力赚钱。为了节约时间成本,中午基本速食解决,下班回家还要给孩子做晚餐,即使已经身心俱疲,却还是笑着耐心辅导孩子家庭作业。原计划周六带孩子参加学校组织的亲子活动后来院就医,却被临时通知周六需要加班。加班加点好不容易完成公司指派的任务,到了医院又被告知不能就医,因此情绪崩溃。

在我的面前,这位母亲面容倦怠,眼眶红肿,诉说咬牙强撑的不易,令我忍不住湿润了眼眶。

是啊,生活明明已经很不容易,却依旧不能顺遂如意。

"除了异物感外,还有什么不舒服吗?"在倾听她经历时我注意到她的脖子有肿大。

她摇了摇头,又点了点头。"因为需要提神,我会每天喝咖啡,最近感觉心跳得难受。起初我觉得可能是心脏出了问题,有做过检查,结果都是好的。作为女儿,我是父母的棉袄;作为母亲,我是孩子的顶梁柱。我是不能倒下的。"她双手蒙眼,抽噎着说完这段话。

"不会的,不会的。"我递上纸巾,拍了拍她的肩,以示安慰。

"你平常说话音调有嘶哑吗?"

"最近有……没时间来看病,我查了网上资料,像我这种老是吃速食又重口味的人,患食管癌的概率非常大。"

"所以你觉得自己患了食管癌,对吗?"

"是的,虽然我不愿意相信,但是早发现早治疗也能早治愈,不是吗?"

"其实吞咽困难、声音嘶哑,不一定是患了食管癌。我看你脖子有点肿大,也许是甲状腺出了问题。"我将我的猜测告知于患者。随后我请来急诊外科的医生,对患者进行颈部查体,明确了患者颈部有结节。

"刚刚医生为你进行了颈部查体,发现甲状腺有异常,还需要结合检验、超声检查等报告来明确诊断。夜间这些检查都受局限,明天虽然是周日,但是甲状腺外科的××主任这周有开设周末门诊,你可以挂号就诊,仔细检查一下。"

"那,我的病可以拖到明天吗?"患者担心地问。

"你不用太紧张,工作了一天,也累坏了。你现在只需回家洗漱,舒舒服服睡一觉,明早再去门诊做进一步检查。"

患者感激地点了点头。我指导她在网上预约了第 2 天早上的号,同时告知了明日就诊地点及注意事项。

【点评】自我怀疑得了"癌症"的年轻患者,当时的心理压力是非常大的。此时护理工作的一项重要内容,就是如何帮助他们走出"阴影",引导正确就医治疗。沟通过程中,需学会观察患者的面部表情、言语,重视并聆听患者的叙事,发现患者隐藏的真实情况。倾听可激发共情,也是医护予以患者帮助的时刻。共情是一种决定性的技能,确保医护人员以一种更为完整的方式完成对患者的照护,最大限度帮助患者恢复到身心健康状态。

得到妥善解决的患者恢复了平静,连声感谢后正准备离开,我喊住了她:"虽然我们都有自己的困难,却依然都在平凡地向生活证明着自己的不平凡。人生就是万花筒,有父母,有孩子,有朋友,努力去感受,去爱。即使世事难料,但只要我们努力活着就有万般精彩。今天的我们都辛苦了,那么我们明天也要继续加油啊!"我做出为她打气的手势。

她闪着泪花回应道:"谢谢您,我们一起加油,再见!"声音不再怯怯懦懦,显得洪亮而坚定。我知道这是一位母亲固有的坚韧与勇敢。

话毕,她匆匆消失在暮色里……

"今天的你辛苦了,明天继续加油吧。"我在心底默默为自己加油打气,继续投入急诊快节奏的工作中。

【点评】用积极性语言暗示,能够给潜意识传输积极的信息,产生积极的心态。拿破仑曾说:一个人能否成功,关键在于他的心态。成功者与失败者的区别之一在于成功者有积极的心态。因为建立了积极的心态,人就进入潜意识的自动导航系统,就会自动控制你行动的方向,控制你的行动,使自己自信、坚强、勇敢,直视生活的挫折。

案例 3-12　不检查就治不了病了?

【典型事例】患者,丁先生,男,30岁,因"突发眩晕、恶心呕吐1小时"由"120"护送入抢救室。送入抢救室时,患者神志清,精神软,面色苍白,主诉感视物旋转,多次呕吐胃内容物。现生命体征暂平稳,由家属床旁陪护。

抢救室予吸氧、心电监护、建立静脉通路、准备抽血标本送检。我作为病例记录者在床边行整体评估。"丁先生,你好,请问你现在是哪里不舒服?"我弯腰关切地问道。

"我不能动弹,只要体位一转动,就晕得厉害……一晕我就反胃。"丁先生脸上涂满了憔悴,闭着眼虚弱地回答道。话毕,他做出想要呕吐的动作。

我连忙抬高床头，协助他进行呕吐。

"丁先生，呕吐后感觉好些了吗？"我轻拍患者的后背，关切地问道。

他皱着眉，干裂的嘴唇微微翕动着，有气无力地吐出"嗯嗯"的呻吟声。

"我们现在为你抽取血标本检验，稍后将陪同你做头颅 CT 检查，请你配合。"

"护士，我现在非常难受，一动就难受得不行，求求你，能不能给我先用药治疗，我真的坚持不下去了。"患者苍白的脸庞因痛苦而扭曲，再次做出想要呕吐的动作。

还没等我们开口，陪同家属气得鼓起腮帮子开始骂道："什么破医院，一来就开一堆检查，不花钱就不给看病吗？他已经难受得满头大汗了，你们就不要抽血了。难道不抽血，你们就不会看病了？"

"这位家属，你先别生气，我非常理解你的心情。换作我，我也会同样着急。但他现在非常难受，需要安静的环境休息，请你随我来，听我解释几句，好吗？"我指引他至一旁的谈话间。

【点评】急诊患者和家属常有一些不良的心理反应，突发疾病后产生的不良心理反应与突发的强烈刺激引起个体防御失控导致的心理失衡有关。在沟通的过程中，我们应该善于控制自己，不能流露出自己的负面情绪，否则会制造人为障碍，导致沟通无法顺利进行。我们需要移情倾听，带着感情倾听，想象自己在对方的环境遇到相同的问题会有什么样的想法和行为，这样有助于我们理解对方的真实意思，准确地解释信息。

"先生，你有这样的疑问，我很理解，许多患者和家属都有相同的疑惑。人体结构错综复杂，所有疾病的发病原因、临床表现也是变幻莫测。并不是不抽血，我们就看不了病。而是借助现代先进的医学技术，我们可以更及时、准确地诊断疾病，掌握病情变化。正因为疾病的复杂，仅靠一个抽血检验并不能明确诊断，还需要通过一系列的"侦查"才能明确诊断。医生开的头颅 CT 检查可以立体地对头颅进行断层扫描，能排除脑部疾病，如脑部肿瘤、脑出血等一系列危及生命的急症。现在我们要做的就是尽早完善检查，明确病因，为治疗提供正确的方向。"家属点头表示赞同。

【点评】在沟通过程中不要忽视患者家属，家属的情绪和言行对患者有着很大的影响，及时主动与家属沟通取得信任，不仅可以帮助医务人员劝慰患者，稳定患者的情绪，保证诊疗的顺利进行，也能避免家属干扰正常的治疗。

得到家属的认同后,我走到床边向患者解释道:"丁先生,在检查之前,我先根据医嘱为你输液护胃,打一针止吐、治疗眩晕的药,这样会让你好受一些。然后我们带你去做一个 CT 检查,以明确诊断。"

得到患者家属的认可后,我护送患者外出完善检查。患者影像学检查头颅 CT 无殊,检验结果提示血钾 3.3mmol/L。经过二次查体,诊断为耳石症发作。

"你们好,刚刚进行了一系列检查,所幸没有太大的问题,排除了最危及生命的脑出血,血液检查报告显示血钾指标偏低一点,考虑是频繁呕吐导致血钾丢失过多引起的,医生会为你开补钾颗粒冲泡口服。"

"那我们到底是什么疾病?"

"医生考虑耳石症,就是良性阵发性位置眩晕症。待会医生会在床边为丁先生进行手法复位,具体的操作配合及注意事项医生会解释说明。你看因为呕吐衣服都弄脏了,先换上干净的病员服吧。"在家属的配合下,我们为丁先生更换了干净的病员服,之后冲泡了氯化钾颗粒给患者口服。

随后神经内科医生到达抢救室,为他进行床边手法复位。手法复位的效果立竿见影,很快丁先生的眩晕得到了缓解。经过对症支持治疗,患者从抢救室顺利出院,择期门诊随诊,临走前家属握手表示感谢。

【点评】人的情绪变化一般都带有情境性,是可以感染、转化的。医护人员应不断提升沟通能力,用亲切的言语、关切的行动帮助患者。当沟通不畅时,应积极找寻原因,解决问题。我们一方面需要告知检查的目的及必要性,另一方面需要给予对症支持治疗,以缓解患者的临床症状,减轻痛苦,使患者感受到人文关怀,配合临床治疗。

案例 3-13   一场结局注定的抢救

【典型事例】百善孝为先,只要有一丝希望,子女们大多不会选择放弃抢救自己的长辈。有时候,心肺复苏不只是救命,更是救心。

一天上午,一辆闪着蓝灯呼驰的救护车停在了医院门口,还没等车子停稳,一群人就拉开车门,涌进抢救室大门。在喧嚷中,一位胸廓严重塌陷畸形、双眼紧闭的老人在不间断的心肺复苏维持下被推进抢救室。一股血腥味在空气中蔓延开来,"120"告知这是一位高处坠落伤的患者,在事故现场已无生命迹象,家属不愿放弃,现已心肺复苏 30 分钟,仍无生命迹象。我们立即查体,患者意识丧失,自主呼吸消失,瞳孔散大。床边心电图显示一条直线。抢救室医生向家属解释患者心搏、呼吸骤停长达30分钟,胸廓严重坍塌,无法进行有效心肺复苏。家属情绪激动,再三要求抢救。

"请救救他,花多少钱,我们都愿意!"家属恳求道。"电击呢,电击有用吗?我看电视上用两个手柄一抹,对着身上一电,人就从鬼门关里拉出来了。""对对对,那叫电除颤吧?那就电一下试试。""什么叫没意义,我花钱,叫你抢救你就得给我救!"在场的家属七嘴八舌地说道。

医生解释电除颤是针对室颤、室扑等恶性心律失常的,并不适用于心脏已经停止活动的患者,但家属完全不理会。

"必须救活老爷子,救不回来,你们也别想好过。"另一名家属说道。

耳边家属们你一言我一语,不依不饶,音调越来越大,演变为争吵甚至恐吓。一场注定结局的抢救,真的有意义吗?

患者女儿几乎崩溃,浑身颤抖,低声哭泣地对我说:"求求各位医生,请继续给我爸爸抢救吧,不要放弃。我妈妈去世得早,是他既当爹又当妈,含辛茹苦把我们拉扯长大,供我们读书。现在老人还没有好好享受天伦之乐,不能就这么没了。还有我的哥哥姐姐,他们的子女都没有赶来,求求医生再抢救抢救吧。"

我和在场的同事们默契地对视,一下子就明白了家属们的坚持。为了尽孝心,为了避免良心上的谴责,他们是希望继续进行能给自己心灵安慰的抢救,以便安抚还未到来的亲属。

【点评】老年患者突发创伤的死亡往往让家属无法接受,此时关注患者家属比关注患者本身更重要。面对家属的悲痛、焦躁等情绪,不仅要有共情心理,更要有共情行为。当出现这种情况时,医务人员不能对家属的激动情绪无动于衷。一方面,让家属感受到医务人员的理解,给予家属一定的接受时间。另一方面,要有一定的具体行为,继续维持患者一定的治疗。

家属不同意放弃治疗,我们继续接着抢救。经过半小时心肺复苏,患者出现了多根多处肋骨骨折,仍无生命迹象。

"很抱歉,我们尽力了,真的无力回天。患者已死亡,心肺复苏会让胸廓愈发塌陷。因为生命活动的停止,老伯面部现在已出现了淤血,之后身体的其他部位也会越来越多,身体也开始僵硬。"而家属们仍不愿放弃抢救。

又过了半小时,家属们提着寿衣备着吊唁话语纷纷到达抢救室。在一片哀悼痛哭中,我们终于被允许结束对患者的抢救,而他也总算能告别痛苦。此时我们早已汗流浃背。家属一边流泪,一边说:"感谢你们的付出,其实我们都明白早已回天乏术,但为了不留遗憾,得让还未到场的兄弟姐妹看老爷子最后一眼……"

【点评】在家属允许的情况下,做好死亡患者的善后处理工作,让家属感受到医务人员对患者的尊重,建立起基础的亲近感,为后续问题的顺利解决奠定基础。

急诊,是一个没有硝烟的战场,是寄托希望的地方,经历着爱与希望的坚守,是新生命的延续。这里集合了舍与得的纠结,经历着生死博弈的生命战场。很多时候我们都知道,这是一场注定结局的抢救,患者活下来的希望等于零。作为子女,怎会甘心自己的父亲不经抢救就离开人世,这不仅仅是亲情所致,还有背后的道德枷锁。

人生无常,岁月无情,谁也无法预测旦夕祸福,唯有珍惜当下的时光,珍惜眼前的拥有。努力地过好此时,来时,像水一样坚毅而柔软,似树一样扎根茁壮。认真地感受,努力地活着,去爱、去包容、去理解与尊重,唯有充实人生,才能弥补遗憾与不足,当面对别离时,也不会太伤感和遗憾了。

■ 案例 3-14　医疗场所禁止拍摄

【典型事例】患者,9 床,男性,36 岁,因头部创伤收治抢救室,诊断为蛛网膜下腔出血。我正在书写邻床的护理记录单,抬头看见 9 床床尾的男子正举起手机录制我的同事为 9 床患者进行治疗护理操作的视频。

"你好,不好意思,抢救室禁止拍摄!"写完护理记录单,我赶紧径直向 9 床方向走去。

"这位先生,刚刚您是在录视频吗? 请您立即删除刚刚拍摄的内容,抢救室是不允许拍摄的。"床旁同事闻讯也发现了该家属的拍摄行为,同时出面制止。

【点评】由于智能手机的普及,随拍即发,记录生活已然成为常态。而医院是一个极度特殊敏感的场所,多数患者或家属法律意识淡薄,在医院里随意拍摄,这可能涉及其他患者的隐私,给他人带来伤害。为确保个人的权益不受损害,给临床工作带来不必要的干扰,当临床操作遇到患方拍摄时,要及时予以制止。

面对疑问,男子不以为意地回答说:"我又不干嘛,只是想拍张照。"

"但您的拍摄会影响到我们工作。"我一旁的同事补充道。

"我拍我的,你干你的,哪里会影响到你们的工作?"家属当即反驳我的同事。

面对满脸写着拒绝配合的家属,我面带微笑,引导换位思考:"护士在给您家人做治疗时,您私自拍照,这会侵犯人家肖像权,如果是您,难道您愿意在不知情的情况下被人随意拍摄。"

"我只是在拍我的弟弟,又没有拍你们护士。"家属理直气壮地说道。

"医院是实施救治、抢救生命的特殊场所,尤其在抢救室,监护设备上的监测数据是体现患者病情变化的重要信息,你随手一拍,拍到的只是冰山一角,会给缺乏相关专业知识的人造成误解,甚至会引起外行人的曲解和歧义。"

"谁不愿意拍风景、拍美食呢,没事谁会来拍医院,是不是?"听我这么一说,家属语气较前缓和了许多。

"您是想录制视频用来给家人报平安吗?"我问道。

【点评】从专业的角度向对方解释不能拍摄的原因,沟通时语气缓和,避免态度强硬而激化对方的不良情绪。在沟通过程中,要注意对方的情绪变化,及时调整沟通技巧。

"是啊,我是他哥哥,现在他突然病重,嫂子远在外地,最快得明天赶到,她能不着急吗? 我想着拍个现在的情况让她宽宽心。"

"那这样,你拨通你嫂子的手机,我让医生告知她患者目前的病情及后续的治疗方案,有了医生来解释病情,她会更安心一点。"

"好的好的,谢谢了。还是你们考虑周到。由医生向我嫂子交代病情,那肯定比我拍个视频给她好多了。我现在就把刚才拍的视频删掉。"

家属当面就从手机里删除了视频。我也为他联系了主管医生,打电话告知病情,从而化解了一场不必要的纠纷。

【点评】在实际工作中,遇到拍摄时,使用生硬的措辞往往会激化医患矛盾。因此,我们需要因人而异,采取不同的言语来沟通。首先需要告知家属不能拍摄的原因,然后提出解决方案,这样既可以化解一场纠纷,又能帮助家属走出窘境。

第四部分

特殊病房护患沟通

◎产科病房护患沟通

案例 4-1　一片墨色的云彩

【典型事例】尽管在产科工作已有三十年，但产科的每一天工作对我来说仍然是一个挑战。落日留下长长的影子，一阵阵晚风，把一天的炎热收去了，我的夜班生活也拉开帷幕。接完班后，得知有位特殊的产妇剖宫产还未返回病房。交班中了解到这是一位由下级医院转入的"妊娠合并重度子痫前期"孕妇，同时伴有胎儿不明原因水肿及胎儿畸形可疑。这位孕妇和她的丈夫都是听障人士，文化程度高中，文字交流能力良好。女方为外地人，没有家属陪同。男方只有爸爸陪同，男方爸爸能够语言交流，同时也懂哑语。由于孕妇血压控制不稳定，胎儿宫内情况不佳，最后决定行剖宫产终止妊娠。

【点评】孕妇是一位听障人士，听力及语言功能存在障碍。护士大多不懂哑语，易导致沟通出现障碍。护士应从多方面对患者进行评估，寻求可以沟通的资源和方法，以保证医患双方有效沟通。

此时，我们夜班成员的内心是复杂的。术后如何和产妇交代注意事项呢？如何读懂产妇的感受呢？身为夜班组长的我，开始指挥大家趁着手术的产妇还没回病房，赶紧把手头的工作处理好，然后一起商讨对策。就这样不知不觉就到了18:00,楼道处传来"咕隆,咕隆"的推车声,原来是产妇回来了。我看了产妇一眼,给她一个微笑,并将产妇安置好体位,为产妇测量了生命体征,按压宫底检查恶露量。我知道剖宫产术后按压宫底时伤口会很痛,但是我发现产妇很镇静,嘴里只发出微弱的哼哼声,非常配合我。由于婴儿需要在新生儿科住院治疗,此时产妇的家属都去新生儿科了,病房里只剩下产妇孤零零一个人。她微闭着眼睛,面色略带苍白,一条手臂上绑了心电监护测血压袖带,另一条手臂正输着液体。我将呼叫铃放在产妇手旁,并和产妇做了个手势,表示有事随时可以呼叫我。因为家属不在病房,我决定等家属来了再交代术后注意事项。但当我准备转身离开时,产妇用手拉了拉我的衣角。我弯腰,并用疑惑的眼神注视着她,示意她是否有话要说。

【点评】由于护理对象的特殊性,护士应充分利用肢体语言(即表情与动作),除注意自身形体语言外,还应关注患者形体语言的反馈,及时发现处理。交流时,形体语言尽量舒缓,面带微笑,目光应该与患者直接交流,但注意不要直视过久;肢体交流可以采取抚摸患者的额头、手臂等部位。

回到护士站,我开始书写护理记录。但是产妇刚才那个眼神一直在我脑海里闪现,总感觉她想表达什么,但又无法沟通,家属一时半会也不会回来。此时,我脑袋里灵光一闪,想到可以把一些术后注意事项和需要日常交流的文字打印出来,字体尽量大一些,然后把打印的纸夹在产妇床尾的输液夹板上,这样我们每次文字交流时就不需要写那么多字,既满足了产妇交流的需求,也方便了医务人员工作。于是我立马实施自己的想法,有了这几页纸,我们之间的交流就顺畅多了。从纸上文字我了解到:产妇她很痛,她想找她的丈夫,她想看看孩子……

【点评】沟通不只是文字的交流,也是眼神的交流、心灵的交流。对于特殊的患者,要用特殊的沟通方法进行沟通,让患者知道我们能体会、理解其感受,给予积极的帮助,提高特殊患者的护理质量。

时钟指向24:00,术后6小时过去了,产妇各项生命体征平稳,液体也输完了,我为她撤走了监护设备。产妇的精神状态比之前好转了,她拿起手机,书写了"谢谢你"三个字。我回给她一个甜美的微笑!

【点评】当护理工作部分或者全部完成时,患者病情稳定、好转,应该采取高兴、鼓励的肢体语言表达,如竖大拇指、拥抱、微笑等。

此时产妇的丈夫回来了,虽然在病房门口一脸严肃,但是来到妻子身边,立马满脸堆起了笑容,用他们的手语交流起来。虽然不忍心打断他们的

"对话"，但是有些注意事项还需要和家属交代清楚，于是我和她丈夫又开始了手机的文字交流……

时钟转到 1:00，到了下班的时间，临走前我又不放心地到这位特殊患者的床前望了一眼。产妇已经入睡，她丈夫斜靠在她的枕头边，一切都是那么宁静美好，我的内心也放心了。

【点评】护士掌握形体语言的表达技巧，配合文字的交流，能够提升护理、治疗效果。对于特殊的患者，需要我们医务工作者给予更多的耐心与关爱。

案例 4-2　动之以情的智慧

【典型事例】周三上午 11:00，我在办公室计算机前办理出院事项。8 床产妇家属突然气冲冲地到我面前，手指着我骂道："你们这些医护人员是干什么的，技术这么差，打个针都不像样，害我老婆吃苦，我要投诉，我要打 12345 热线。"我知道事情的严重性，立即起身，亲切地问："怎么了？ 怎么了？ 发生什么事啦？ 别急，别急。"我一边说话一边将产妇家属请到办公室坐下来，面对面进行沟通，"请问发生了什么事，能详细和我讲讲吗？"然后我嘱咐其他护士去为产妇家属泡一杯茶。

【点评】沟通前构建安静、隐秘的支持性环境是保证口头沟通信息有效传递的必备条件。在沟通过程中，当双方距离较远时，易形成敌对或相互攻击的气氛；而较近的距离可以形成融洽的沟通氛围。

我耐心倾听产妇家属描述事情的原委：8 床产妇剖宫产术后一天需要输液治疗，当天的治疗班护士是一名年轻的护士，她给产妇输液时，第一针穿刺失败，随后进行第二针注射，第二次注射成功，但没过多久，穿刺部位就出现肿痛不适，护士说液体有渗漏现象，要拔掉重新注射。因为产妇分娩过程比较艰难，好不容易宫口开全，却因为持续性枕后位，最终以剖宫产结束妊娠。产妇家属心酸地说："我老婆生产时受了那么多苦，最后还得手术，现在挂个盐水还要受苦，你们医院的技术真是无法想象，选择你们医院我真是瞎了眼了。"

【点评】作为临床护士，当操作失败时，需要在第一时间表达歉意，并向家属解释失败的原因，寻求理解和支持。如果两次均不成功，那么要积极寻找解决方法，如请其他人员帮忙，避免矛盾扩大化。鼓励患者完整地叙述整个经过,注意倾听,不要打断患者的话,通过语言或非语言的方式辅助表达一个信息:我正在认真地听着你的叙述,我表示理解和接纳。

我对产妇家属的描述点头表示理解,并表示了歉意,然后和家属一起查看产妇静脉穿刺部位情况,发现穿刺部位无发红,稍有水肿。静滴液体为一般等渗液体,于是我告知家属穿刺部位水肿会慢慢消退,并鼓励产妇做适当的手背运动,促进血液循环,明确说明症状会逐渐消失,并选择一处合适的较粗的静脉亲自完成穿刺,妥善固定,交代注意事项,并询问产妇有无不适,检查产妇剖宫产术后恢复情况。产妇表示理解,此时家属脸色也缓和了很多。

【点评】加强护理业务知识学习,反复进行各项护理操作训练,掌握丰富的理论知识、精湛的操作技能,准确判断,正确合理地解答疑问,为产妇和新生儿做好护理服务,在产妇和家属的心目中树立良好的护士形象,提高信任度,避免和减少纠纷的发生。

该产妇在待产室及产房期间刚好也是我当班,知道分娩情况,产妇也说认识我。于是我针对家属因为产妇自然分娩失败而行剖宫产,受了两次痛苦而耿耿于怀这一心理给予解释劝慰。我仔细讲解了产妇在分娩过程中从临产到宫口开全,虽然经历了分娩痛,但是胎儿经过产道的挤压、骨盆内的旋转,得到了很好的锻炼,对胎儿今后的发育和智力都有好处,虽然母亲从顺产转为剖宫产,但胎儿受益了,所以产妇没有白白受苦,产妇和家属听完解释后,马上面露微笑,说原来是这样,之前不懂这些知识,误解了,经过我的解释,心情豁然开朗了。

【点评】很多纠纷都来源于专业知识的缺乏和一些陈旧观念的驱使,使用简明、通俗、易懂的语言介绍有关专业知识,纠正患者的错误观点,正确面对现实,也是解决问题的关键。

之后几天,我每次巡视病房,经常会给产妇宣教一些母婴护理的要点及最新观念,和产妇及家属的关系也越来越密切,家属也会经常过来询问一些知识。

3天后,产妇恢复佳,顺利出院,临走时,主动和我打招呼,说谢谢住院期间的照顾和关照。

【点评】人文关怀是建立医患双方和谐关系的根本,切实帮助患者,设身处地地为患者服务,满足患者合理的需求,才能最大限度地减少纠纷,赢得良好的信誉。

案例 4-3　爱的融化

【典型事例】产科的工作是忙碌的,我在产科工作已有 10 余年,早已习惯了这起早贪黑的生活,每天赶着和太阳赛跑,跟月亮说晚安。但是,每每听到一个个鲜活的、可爱的小生命在有节奏地哼着"歌曲",我身上的疲惫就不知不觉地消失了。

周末的产科如往常一样忙碌,我换好护士服,走出值班室,听完交班,开始了工作中最快乐的事情——为新生儿洗澡。看着小天使们光溜溜地躺在澡盆里,一脸享受的样子,有时真的不忍心把他们抱出来。妈妈们则是一脸激动兴奋的样子,即使自己很累很痛,但还是伸着脖子,目不转睛地看着自家宝宝的一举一动。在为 15 床宝宝洗澡时,我发现 15 床产妇安静地侧躺在病床上,默默地看着正在洗澡的宝宝,毫无表情,我心想产妇可能是太累了,所以当时也没在意。新生儿洗澡结束,整理完病历后,我便去病房进行健康宣教。产科的每次健康教育,产妇及家属都会咨询无数问题,最多的莫过于吃什么、怎么坐月子等。我发现我和产妇一起讨论一些焦点问题时,其他产妇兴致高昂,但 15 床产妇总是一声不吭,满脸愁容。我根据自己多年从事产科临床的经验分析,觉得产妇肯定另有隐情,于是我决定找时间和她聊聊。

【点评】护士需要在特定的时间、特定的情景中去观察患者的语言、行为感受,有利于寻找并解决患者的需求。

中午产妇就餐时间,我巡视病房,想了解产妇进餐情况。当我走到 15 床旁时,我看到 15 床产妇仍然躺在床上,眼睛红红的。于是我帮产妇拉好床帘,坐在产妇床前,这才看到眼泪已经浸湿了她的眼眶。我握住她的手,询问她:"发生什么事了？能和我讲讲吗？也许我能帮你。"产妇刚想说,眼眶里的泪珠一颗颗接连不断地从她的脸颊上流下来,滴落在嘴角边、脖子上、衣服上、枕边。我轻轻地抚摸着产妇的背,抽了几张纸巾擦干了产妇脸上的泪珠,接着产妇抽泣着将事情的来龙去脉告诉了我。我了解到,她在孕期听了孕妇学校的课知道孕期要控制饮食,控制胎儿体重。但是婆婆认为孕期就是要多吃点,这样肚子里的宝宝才会健康,于是每天做很多高蛋白、高营养的食物给她。产妇想着婆婆做饭辛苦,不想让老人家不高兴,于是饮食没有节制,临产时因为胎儿较大产程较艰难,最后行会阴侧切,费了九牛二虎之力,承受了常人难以承受的痛苦,才将宝宝生出来,生产后感觉全身乏力,可是婆婆却每天只给她喝稀饭,说这是老家的传统,生完孩子后只能吃稀饭,其他的荤菜、水果、蔬菜都不能吃,一周后才能吃猪脚汤、鱼汤等。产妇自述每天早中晚都靠着一碗稀饭"续命",将情况告诉老公,老公却说婆婆也是为她好,毕竟老年人有经验。听完了产妇的哭诉,我点点头,拍了拍产妇的肩膀,安慰她道:"太难为你了,请放心,等下我和你老公好好谈一谈。"产妇默默地点点头。

【点评】并非所有患者都能毫无顾虑地畅所欲言,也有一些患者不想说或不会说。因此,在沟通过程中,需要医护人员热情、耐心地引导,鼓励患者说出自己的感受。在临床护理工作中,除了要照护产妇及新生儿,关心产妇的心理,关注他们的点点滴滴也是我们工作的范畴,产妇住院期间身心的满足是我们的心愿。关怀、接纳、理解、尊重和耐心倾听是良好医患关系的基石。医护人员要善于运用肢体接触,如轻轻拍背、双手握住患者的手,传达医护人员对患者的关怀,从而快速与患者建立信任关系,这对患者的治疗、身心康复可发挥最直接、最关键的作用。在沟通的过程中,鼓励患者完整地叙述整个经过,注意倾听,不要打断患者的话,通过语言或非语言的方式辅助表达一个信息:我很关心你。

当天下午,产妇的一些检验指标结果提示低钾低钠。我觉得今天必须要做产妇老公和婆婆的思想工作,解决产妇的饮食问题。一眨眼,指针指向了17:00,家属陆陆续续来送餐。在人群中,我一眼就认出15床产妇的先生,他一手拎着饭盒急匆匆地走向病房。我赶紧跑过去,说道:"15床产妇的家属,我想和你谈一谈关于产妇的一些情况。"接着我把产妇的老公请到示教室,并泡上一杯茶,同时问道:"你最近有没有发现你妻子有没有什么变化?""我老婆生得辛苦,最近比较累,不怎么爱说话,也不怎么理人。"老公关心地说道。"是的,因为在分娩时产妇已经消耗了很多体力,而且你家宝宝比较大,生的时候产程也比较长,这比跑马拉松还累还要苦,所以一般生产完后我们都建议产妇进食一些高热量、优质蛋白的食物,如米饭、面条、牛奶、鸡蛋、瘦肉、新鲜的蔬菜水果等以补充体力。如果每天只喝稀饭,那肯定是远远不够的。你妻子的检验结果已经提示低钾低钠,再不纠正饮食,产妇身体无法恢复。"我耐心地说道。"其实我心里也有点质疑,但是我妈说老家那边生完孩子都是只能喝稀饭,吃其他东西今后会落下病根,我想这方面我妈经验比较丰富,而且我妈平时个性比较强,有点难沟通,所以我也只能听她话。"产妇老公为难地说道。找到了事情的根源,我决定找机会和产妇的婆婆好好沟通一下。

【点评】沟通需要创造一个安静的环境,形成融洽沟通的氛围。要认真倾听家属的诉说,找到患者目前急需解决的主要问题,为制定解决问题的方案奠定基础。

大概过了1小时,我无意之中看到产妇的婆婆抱着宝宝在走廊里散步,我快步上前,轻轻地拍拍婆婆的肩膀,小心地说道:"请问,您是15床的婆婆吗?"婆婆点点头,我说道:"您好,我是这个病区的责任组长,我想和您聊聊你们老家的坐月子习惯,我们可以相互学习。"产妇婆婆将宝宝放回产妇身边后,就直接过来找我。我和她一起在示教室聊了起来,聊到坐月子,产妇婆婆滔滔不绝,可以看出因为媳妇要生孩子,她特意去长辈及朋友那儿了解了很多产后禁忌。当我告诉她产妇现在恢复很不好,面容憔悴,今天检验结果提示低钾低钠,要多吃点富有营养及含钾丰富的食物时,婆婆面不改色地说道:"没事的,我们老家那边生完孩子都只喝稀饭,等一个礼拜后我就煮猪脚汤给她喝。""当然了,我不能完全否认传统的观念,比如一周后才能吃猪脚汤是正确的,吃太早容易导致乳腺炎的发生。但是生完后只喝稀饭,这可能不太妥,产妇分娩时消耗体力过多,需要补充营养恢复体力,产妇产奶也需要合理的营养膳食,如果只喝稀饭,产妇恢复慢,奶水也会减少,宝宝也吃不饱,会哭闹。而且现在检验指标血钾偏低,如果再不处理,到时候就麻烦了。"我诚恳地说道。同时,我拿出了我们产科的产后宣教手册,翻到了顺产后饮食这一页,把上面的文字一字不漏地念给她听。听完后,婆婆似乎意识到自己的观念可能是不太妥当。

【点评】作为护理人员,在与家属的语言交流时,应让家属感到温暖、亲切、安慰、鼓励。语言清晰,音调适中,语气温柔,以体现护理人员对患者的关心体贴。护士与家属双方因各自的观念、角度不同,往往可有不同观点。当对谈话有异议,观点不一致时,应尽量避免争执,尽力寻找双方的共同点,采用求同存异的方法进行冷处理。案例中婆婆因为传统观念,对产后饮食存在一些误区,作为护理人员,应该使用简明易懂的语言介绍相关知识,纠正其错误观点,帮助其走出误区,正确面对现实,这是解决问题的关键。同时,护士也可结合客观证据,如书面材料来证明自己的观点。

第2天一早,我去看望产妇,产妇笑着向我招招手。我走到产妇床旁,看到床头柜上放着牛奶、水果等食物。产妇握住我的手,不停地说:"谢谢,幸亏有你们。"快下班的时候,我巡视病房,看到15床的饭桌上不再是一碗稀饭,而是热腾腾的面条、肉饼蒸蛋、紫菜汤和一大袋新鲜的水果。他们向我挥挥手,我回了一个笑容给他们,便继续巡视病房。

【点评】微笑是最美好的语言,是快乐的源泉,也是亲近和尊重患者的重要体现。有了微笑,便于医患之间沟通与交流;有了微笑,就少了许多矛盾和障碍。医护人员自然、真诚的微笑,表达了对患者的安慰和鼓励,帮助患者减轻焦虑,也为优质、高效的服务打下良好的基础。

案例4-4　爱的愈合

【典型事例】又是阳光灿烂的一天,我巡视完病房,正在护士站书写护理记录。突然楼道里传来急促的脚步声,并伴有婴儿的哭声,随后我看到一名面容憔悴的产妇和一名抱着婴儿怒气冲冲的家属,正当我要询问时,一旁的家属边拍桌子边大声地喊道:"快把你们领导和给我们产妇接生的助产士找来,都说你们产科技术好,我们才选择在你们医院分娩,但出院才一周,下身伤口就裂开了,肯定是接生的助产士技术不好,伤口没有缝合好,才会裂开,你们要尽快给我们一个说法,不然就到院长处投诉,我还要找媒体来评评理。"作为一名高级责任护士,我马上意识到事情的严重性,起身走到产妇及家属身旁,耐心地说道:"阿姨,您别急,我们先找个地方坐下来,您把事情的前因后果说一下,我马上打电话给护士长,让她过来处理。"我将家属和产妇带到示教室,并递给他们一杯茶,耐心倾听诉说。从家属口中我了解到,该产妇于一周前在我院顺产分娩,今天早上排便时,突然感觉到下身一阵撕裂痛,还有少量出血,用镜子照看发现原来平整的伤口出现分离,于是马上赶来医院。

【点评】安静、隐秘的环境能缓解患者的不良情绪,为进一步沟通做好准备;面对面可以形成融洽的沟通氛围;交流时态度要诚恳、坦率、体贴,语气要温和,对患者要用尊称。俗话说:"好话一句三冬暖,恶语伤人六月寒。"因此,护士禁用刺激性语言,应耐心倾听患者的叙述,以获得第一手完整资料。

等产妇及家属平静下来,我先通知主管医生和护士长,然后将产妇带到检查室查看伤口情况,发现会阴创口已全层裂开,创口有脓液渗出,并有异味。主管医生检查后,告知产妇有两种治疗方案可以选择:第一种方案,产妇需要每日来医院换药,经过几天炎症控制治疗后,伤口基本可以自行愈合;第二种方案,产妇需要住院治疗,每日换药,控制感染后重新缝合伤口,这样可以得到更好的护理,伤口愈合更快。"那我们宝宝怎么办,在家不能吃母乳,孩子肯定要闹,体质也会变差,这是你们的问题,结果让我们遭这份罪。她现在这个情况怎么天天往医院跑,如果只换药,再长不好裂开怎么办?这不是逼着我们只能住院吗?刚出院就又回来住院,我要找媒体曝光你们医院。"我走过去握住家属的双手,拍拍家属的肩膀,诚恳地说:"阿姨,我们医院是三甲医院,对于产妇目前的情况一定会负责到底,产妇在孕期患有合并症,导致她比其他人更易发生伤口感染,现在是由感染导致创口裂开,既然事情已经发生,我们只能静下心来好好接受治疗,让产妇尽早恢复。"在与产妇及家属的交谈中发现,产妇老公工作很忙,平时难以请假。产妇父母都是农民,在老家不方便过来照顾。公公几年前离世了,现在产妇及婴儿均由婆婆一人照顾。现婴儿出生才1周,需要哺乳。婆婆一人既要照顾婴儿又要照顾产妇,赶来赶去肯定忙不过来,身体也吃不消。我对产妇及家属的心情表示同情理解,于是我为产妇安排了单间床位,建议产妇将宝宝一并带到医院入住,教会产妇在微信上点餐,解决婆媳俩的伙食问题,并详细交代饮食、卫生等相关注意事项,在不违反原则的基础上尽量满足产妇及家属的要求,让产妇安心住院接受治疗。护士长和科主任也亲自看望产妇并解释劝导。

【点评】耐心认真地倾听,找到患者目前急需解决的主要问题,并及时解决患者的实际问题,以使患者安心配合医生的治疗。视患者如亲人,一切为患者着想,给予患者心理上的安慰,并取得患者的信赖。为提高患者及家属对医院的信任度,可以请经验丰富的医生进行解释,有助于搭建医患之间的桥梁。

就这样,产妇安心地住下来。这几天我都是白天责任班,每次医生为产妇换药,我都会陪在产妇旁边给她打气,帮产妇度过换药时疼痛难忍的时刻。看着产妇勇敢面对现实,伤口一天比一天好转,我内心也为她感到开心。3天后,产妇会阴创口处炎症基本好转,随后进行伤口的重新缝合。缝合时,产妇躺在产床上,虽然她没说什么,但是从她的眼睛里我看到了紧张和恐惧,我主动握住她的手,时不时抚摸她的肩。护士长也在一旁鼓励:"放轻松,不要紧张,很快的,我们会给你打点麻醉药,疼痛会减轻。"就这样,产妇又顺利地度过了缝合这一关。1周后创口拆线,愈合很好,可以出院了。临走前,我再次详细交代了出院后卫生及饮食注意事项。产妇和家属内疚地说道:"真是不好意思,之前我们的态度过激了。虽然我是二次住院,但是我感受到了你们医院的责任心和浓浓的爱。"我主动要求产妇加我的微信,表示出院后有事可以通过微信联系。

【点评】在沟通时充分利用肢体语言,让患者在接受治疗护理的同时感受到护士真切的关心和体贴,从而增进护患关系,促进有效的沟通。多换位思考,体会患者的心情,关心患者的生理反应,在情感上给予患者坚强的支持。给予人性化的护理,在患者需要帮助时,陪伴在患者身边,给予支持,并以诚相待。

产后42天,产妇回院产检,抱着宝宝过来看我们,告诉我们产检结果一切正常,非常感谢我们当时耐心的照顾。

【点评】患者的健康就是我们最大的回报,你若安好,便是晴天,每一句鼓励的话都是推动我们前行的动力。

■ 案例 4-5 "不一样的剖宫产"

【典型事例】"袁老师,9床家属一直在外面吵闹着要投诉。"病房夜班护士小姚着急地向我说道。

本次夜班前我连续上了4天病房责任组长班,对9床产妇的病情很熟悉。这是一位三胎产妇,一胎顺产,二胎剖宫产,此胎合并重度肝内胆汁淤积症,总胆汁酸大于$100\mu mol/L$,B超提示脂肪肝收治入院,入院第2天行剖宫产术。现术后第2天,产妇出现腹胀、腹泻,体温达到39.3℃,医生初步诊断"术后不全肠梗阻、感染",已给予抗生素静滴,中药口服治疗。

我快步走向病房,看到9床产妇的丈夫怒气冲冲地站在护士台,一边重重地拍着桌子,一边说道:"同样都是剖宫产手术,隔壁产妇都好好的,为什么我老婆第2天肚子胀得这么大,还拉肚子和发烧,一定是你们医生手术做坏了,做了二次手术,或者肚子里漏了纱布或其他东西,快把你们医生叫来,我要找他算账。"一旁的婆婆则是一边哭着一边说道:"都说你们产科技术好,我们才来这边生孩子,早知道是这样的结果就去其他医院生了。"我快步走上前,轻轻拍拍婆婆的背,耐心地说道:"你们现在的心情我能理解,但是目前我们首要的事情是尽快处理产妇的病情,我已经将情况汇报给晚上的值班医生,医生马上就过来。"说完,我扶着婆婆走进病房,产妇的丈夫也暂时停止了吵闹,等待医生的到来。

【点评】当患者愤怒的情绪暴发时,医务人员必须管理好自己的情绪,保持冷静。采用平和的语言使对方消气"熄火",如"您先别着急"等。在条件允许的情况下,可以将患者或家属带到一个独立而安静的房间内,使双方平等交流。同时,仔细倾听患者的抱怨,找出问题所在,并解决问题。

我来到床边,看到产妇疲惫地躺在床上,面色憔悴,发丝凌乱,额头、鼻尖和脖颈上遍布汗珠。我握着产妇的手问道:"现在感觉怎么样,肚子胀好一点了吗?"产妇摇摇头,挥挥手,表示自己很不舒服。我上前再次为产妇测量体温,39℃,无意间碰到了产妇的衣袖,发现产妇的出汗量已经达到将衣服湿掉的程度,我连忙叫月嫂准备好热水,一起为产妇进行温水擦浴,并换上干净的衣服,同时也梳理了一下头发。"谢谢你们!我感觉舒服一点了。"产妇轻轻地说道。此时,值班医生来到床边查看产妇,向家属解释道:"产妇系二次剖宫产,术后易发生肠梗阻。至于纱布残留及手术没有做好绝对不会存在,作为医生每次手术都会尽心尽力。产妇孕期有重度肝内胆汁淤积症,总胆汁酸超过 $100\mu mol/L$,这是非常严重的,可能是发生术后腹泻的原因,我们希望能尽快解决产妇的病痛,这也需要你们家属的配合。"说完,产妇丈夫内心的怒火暂时被压制下来。医嘱予吲哚美辛栓半片塞肛降温,请消化科会诊。我指导产妇可以在协助下适当进行床边活动,嚼口香糖,以及温水泡脚、足底按摩等,促进肠功能恢复。

【点评】在与患者沟通时,同理心有助于进入对方的精神领域,感受到对方的内心世界,能将心比心地看待对方,体验对方的感受,并对对方的状态做出恰当的回应。著名心理学家罗杰斯将同理心解释为能体验他人的精神世界,就好像那是自己的精神世界一样。通过应用同理心,让患者和家属感受到自己被关注,被接纳,被尊重,从而更加配合治疗。当然,对于家属的误解,也需要换位思考,毕竟产妇及家属不是医务工作者,解释和澄清也是非常必要的。

1小时过去了,我再次为产妇测量体温,已下降至38℃。消化科医生会诊检查发现产妇没有恶心呕吐,肠蠕动活跃,建议多活动,继续观察。产妇及家属表示会好好配合。

过了1个多小时,病房里又传来了争吵声:"你添不添!"9床家属大声地吼道。我立马上前制止,询问这次争吵的缘由。从家属的口中了解到因为宝宝哭闹,想要给宝宝添点配方奶,而值班护士说根据新生儿科医嘱1小时前刚刚添过奶,现在再添奶不符合医嘱要求及添奶指征,就没有按照家属要求予以添奶。我查看宝宝的添奶记录及大小便情况,耐心地解释道:"您错怪我们护士啦,新生儿出生第 2 天的胃容量只有一颗核桃大小(10～13ml),如果频繁添奶,会出大事的。就像是一个气球,如果里面的气体太多,超出它的容量就会爆炸。""那宝宝哭了,肯定是饿了啊!而且我家宝宝今天白天洗澡的时候说体重下降达到 8.2%。"家属反驳道。"正是因为体重下降 8.2%才有医嘱添加配方奶,但是每次添加配方奶是有标准的。"我边解释边查看宝宝的尿不湿,发现宝宝是排了大便,所以才哭的。这时产妇家属总算平静下来。

【点评】为了使接收者明白所接收内容的含义,发送信息者要根据接收者的情况合理地组织语言。面对家属多次质问和误解,需要我们专业人员不厌其烦地耐心解释,帮助其纠正错误的观念,走出误区。

经过几天的观察和治疗,产妇体温逐渐下降,腹胀逐渐缓解,各项检验指标恢复正常,术后第 5 天顺利出院。

案例 4-6 "拆骨之痛"

【典型事例】又是一个阳光灿烂的周末早晨,天青云淡,清风拂面。我像往常一样早早地来到科室,晨间护理,巡视病房。刚完成交接班,同事就说有一个医务科打来的电话让我接一下。医务科值班人员告诉我产科病房 9 床产妇因产后发生耻骨联合分离,家属投诉产科医生和助产士在分娩过程中处理不当,导致产妇痛苦,要讨说法。我赶紧回复医务科:"你们先帮忙安抚好家属,我现在去了解情况,马上处理此事。"我查询了这位产妇的分娩时间及当时在场的值班人员,发现这位产妇是当天凌晨顺产分娩,于是我赶紧打电话给夜间值班的夜班组长。从夜班组长口中了解到该产妇虽然顺产,但分娩过程比较艰辛,因为产妇身高 155cm,骨盆出口偏小,耻骨弓偏低,后三角正常,宫口开全后尝试很多体位用力,胎头下降不明显,最后选择双手抱大腿用力的方法,效果明显,最终顺产分娩,胎儿体重 3.6kg。在产房观察 2 小时,产妇无不适,送回母婴同室。

【点评】护士应具备良好的心理素质,当护患之间产生争执或护患纠纷时,要始终保持冷静的头脑,切勿冲动、感情用事,必须先了解事情的前因后果,然后寻找合理、有效的解决方案。

了解了该产妇的分娩过程后,我便来到病房。从病房护士口中得知产妇回母婴同室后没多久,下床排尿时突感耻骨联合处剧烈疼痛,当时就考虑产妇发生了产后耻骨联合分离,并给予了骨盆带固定。早上几位家属一来医院,就吵闹着要投诉。我走进病房,发现产妇平躺在床上,表情痛苦,几位家属站在产妇身边,面部表情僵硬。我赶紧走到床边,介绍自己,并亲切地询问:"现在感觉怎么样,骨盆带固定后有没有感觉好一点。""用了骨盆带,稍微好一点,但是还是痛啊!翻身都困难,更别提下床。"产妇痛苦地说道,并告知我她已从网上查了耻骨联合分离的原因,其中用力不当是主要原因,因为分娩时她是抱大腿发力的,结果孩子生出了,耻骨也分离了,这完全是你们医护人员指导及处理不当导致的。我握住产妇的手耐心地解释道:"耻骨联合分离的确是很痛,你受苦了,其实像你这种情况在产科并不少见,网上搜索到的信息是片面的,当然用力不当只是原因之一,但是你有没有想过,造成耻骨联合分离也可能是胎儿较大,而你身材娇小,骨盆也不大,不足以支持你轻松生下这么大的孩子,因此顺产对你而言本身就比较困难。如果医生和助产士不帮你调整用力体位,你可能就无法顺产,出现顺产转剖宫产的结局,那对母亲的损伤会更大。"产妇一脸疑惑,一旁的家属也嚷嚷着:"生个小孩骨盆怎么会分离呢!你看隔壁床也顺产的,怎么就没事,一定是你们助产士分娩的时候指挥不当,用错方法造成的。你这么说,只是为了寻找摆脱你们责任的借口,都说你们医院产科技术好,所以选择你们医院,结果搞成现在这样。"面对这样的困境,我认为产妇及家属没有了解这方面的知识,从而造成误解,于是我从产房拿来骨盆和胎儿的模型,利用模具将胎儿在骨盆中娩出的过程生动形象地向产妇讲解演示了一遍,并强调产妇身高、骨盆条件及胎儿体重对分娩的影响,当时之所以要抱大腿用力,是因为这样可以增加骨盆出口,利于宝宝的娩出。"当班医护人员之前没和你解释清楚,是我们工作中的不足,真是深感歉意,但是希望你能相信我们医院,相信我们的产科团队,至于你现在的情况,我们一定会持续关注,直到你康复。"我说道。产妇和家属听完我的解释,似乎有所明白,情绪也渐渐平静下来了。

【点评】当患者指责医护人员时,医护人员首先要保持沉着、冷静,耐心倾听,鼓励患者表达自己的感受,并采用口头及肢体语言表示理解。在沟通的过程中,要站在患者的角度,充分利用共情,从患者的利益出发去说服患者及其家属。对于患者的误解和不满,要正确引导患者,采用通俗易懂的方法,让患者接受正确的知识,消除误解。作为护理人员,必须有较强的应变能力,临危不乱,遇患者质疑、责难时,要思维敏捷,机智应对。

第2天一早,我再次去母婴同室看望产妇,还没走进病房,就听到"呜啊呜啊"的婴儿啼哭声。我快步走到小床旁边,娴熟地抱起宝宝,说道:"宝宝你要乖一点哦,要向你妈妈学习,这么努力顺产把你生下来。"我协助产妇喂哺婴儿,同时交代一些常用的喂哺技巧。产妇点点头,脸上露出一丝微笑。我耐心询问她疼痛有无加重,产妇诉和之前差不多,我再次宣教目前必须卧床休息,床上活动、改变体位动作易缓慢,继续使用骨盆带固定,产妇点头示意。

【点评】良好的沟通技巧是建立及增进护患关系的基础。护士可以通过语言及非语言的沟通技巧与患者进行有效的沟通,同时通过双方良好的沟通交流,增加彼此的了解及信任,促进护患关系的发展。

出院那天,我和护士长再次去看望产妇,询问产妇目前恢复情况,并加了产妇的微信,交代产妇出院后有情况可以通过微信联系我,也可以向我咨询一些母婴护理方面的知识。产妇表示感谢,一旁的产妇母亲走过来握着我的手,一脸内疚地说:"真是不好意思,我们之前去投诉是因为太着急了,你们千万别放在心里。你们医院不愧是大医院,很有责任心。"我笑着说道:"这是我们应该做的。"

产妇出院后经常会通过微信询问我关于产后饮食禁忌、宝宝脐带护理、黄疸和红臀等问题,我都一一耐心解答,我也经常通过微信询问产妇恢复情况。1个月左右,产妇告诉我耻骨联合处已愈合,并且活动自如,表示下次生二胎还要来我们医院。就这样,我成了她的咨询顾问,我俩也成为了好朋友。

【点评】通过三顾茅庐,让患者感受到我们的真心和诚意。作为护士,应以高度的同情心、爱心、耐心和真诚关注患者,设身处地地从患者的角度理解他们的疾苦,做患者的知心人。

▰ 案例4-7 美丽的误解

【典型事例】又到了宝宝们最享受的洗澡时间,每天这个时间段,病房里总会时不时地唱起"交响乐"。我穿好围裙,戴好手套,开始了这一天中最幸福的事情。一个个宝宝光溜溜地在洗澡盆里,有的嚎啕大哭,有的小手紧紧抓着脸盆的边缘,有的则是闭着双眼一脸享受的样子。7床的宝宝长得很可爱,一张胖乎乎的脸蛋,一双圆圆的大眼睛,一个小巧的鼻子,一个肉嘟嘟的小嘴巴,在嘴巴下面还有一个圆鼓鼓的双下巴,小嘴则是不停地鼓动着。隔壁床的孕妇按捺不住内心激动的心情,突然走到我边上,飞快地碰了下宝宝的小手,说道:"好可爱啊!"我微笑点头并示意其触碰或拍摄他人的宝宝要获得宝宝母亲的准许。结束洗澡的工作后,我开始登记宝宝们的体重和大小便情况。

当天下午我整理完病历,正准备去巡视病房,刚起身,7床宝宝的外婆焦急地跑过来说道:"护士,你快去看看我们家宝宝,他身上长了红疹子。"我快步走到床边,将7床宝宝仔细地检查了一遍。我握着外婆的手,对产妇及外婆说道:"外婆,您别紧张,这是新生儿红斑,是新生儿常见的生理现象,通过日常护理,红斑大多可自行消退。"说完,我看了一眼产妇,发现她躺在床上,目不转睛地看着宝宝,眉头紧蹙,脸色凝重,似乎还想问什么。我上前轻声问道:"你有什么疑问现在都可以提出来。""护士,隔壁床的孕妇她全身都是皮疹,脸上、手上还有许多抓痕,刚才洗澡的时候我看到她握了我们家宝宝的手。这个红疹会不会是这样引起的?"产妇猜测道。"什么?那会不会传染啊?"外婆拉着脸,一股怒气不由得从两肋一下子蹿了上来,说道,"不行,我们要换床,这种皮肤病肯定会传染的。"为了消除产妇及外婆的误解,我联系新生儿科医生过来查看婴儿,并耐心地说道:"外婆您别急,我已经联系了新生儿科医生,这方面他们是专家。此外,6床产妇系妊娠合并肝内胆汁淤积症,皮疹是由自身疾病引起的,不具有传染性的。"外婆的怒火虽然暂时被压制住了,但很明显不认同我的说法。我接着说道:"如果还是不放心,那换床也是一个办法,你们的经管医生马上就要来查房了,你可以将自己的想法与医生沟通。"外婆点点头,笑着连说:"好,好,好。"

【点评】护理人员要理解新生儿父母初为人父、人母的紧张激动心情。要知道家属情绪激动的原因主要是对新生儿生理性红斑的不理解,此时不能去指责家属,这样只会适得其反。在沟通时,应主动表达善意,用和善的肢体语言伴以亲切的口头语言,使患者和家属感受到温馨、安全、尊重的氛围。通过倾听了解产妇及家属的看法和感受,当着产妇的面给出建议,落实相关处理,解决患者第一需求,稳定患者及家属的情绪。同理心也是一种沟通的技巧,从不同角度出发,让产妇感受到我们能体会到她的苦恼。观察产妇及家属的表情、语气的变化,及时调整沟通技巧,便于找到沟通的共同语言。

没过多久,新生儿科医生来到床边检查宝宝情况,检查后对家属说道:

"你们别担心,这是新生儿红斑,通过加强观察,重视护理,数日后红斑可自行消退。"产科医生查房时向家属解释道:"肝内胆汁淤积症引起的瘙痒及皮疹是不会传染的,因为皮疹不是细菌或者病毒导致的,所以并不存在传染的可能。"产妇脸上的担忧终于慢慢消失,并表示不需要调换床位了。

【点评】对于专业、权威人士,患者及家属会比较乐于接受沟通,且依从性好。当患者对护理人员的话提出疑问时,可以找有权威的医生进行沟通,消除其顾虑,取得理解。

处理好7床的事情,我总算松了一口气,当我转身时,看到6床产妇静静地躺在床上,面无表情,两眼放空看着窗外。我上前小心地问道:"你哪里不舒服吗?"话音刚落,她眼眶中的眼泪像自来水一样不断地溢了出来。我拿起纸巾擦干了她脸上的泪珠,轻轻地拍着她的背,安慰道:"你别难过,每个人都不想生病,你并没有做错,每个宝宝都是妈妈的宝贝,相信你作为母亲也能理解他们的心情。"外婆此时也听到了6床产妇的抽泣声,立马走过来,内疚地说道:"姑娘,对不起啊,我们刚刚这么说你,你可别在意,因为这是我的第一个大胖孙女,我生怕她出什么事情。"慢慢地,病房里传来了一阵阵的说笑声。我安心地去工作了。

【点评】人文关怀不仅建立在医患关系上,也是患患和谐关系的根本,设身处地地为患者考虑,使患者的合理需求得到解决,最大限度减少矛盾发生。

▅ 案例4-8 奶奶的"爱"

【典型事例】9床产妇的婆婆气呼呼地走到护士站,说这里的医生护士太没责任心,也没有同情心,要求将院长请过来,要讨一说法,不然就叫媒体来评评理,曝光医院的不良行为。要找院长,又要叫媒体,我马上意识到事情的严重性,立即跑过去,关切地问:"您别急!"同时,我立即将老奶奶扶到办公室,坐下来当面沟通:"阿姨您别急,能和我讲讲发生什么事了吗?"并请在场同事为老奶奶泡上一杯茶。

【点评】沟通前构建安静隐秘的支持性环境是保证口头沟通信息有效传递的必备条件。在沟通过程中,当双方距离较远时,易形成敌对或相互攻击的气氛;在较近的距离内沟通,可以形成融洽的氛围。

9床是一位顺产2天后的产妇。产妇婆婆说:"昨天晚上因为宝宝奶不够,经常哭闹,找护士要求给宝宝添配方奶,每次都被拒绝,宝宝哭了就说让宝宝多吸妈妈的奶,但是宝宝妈妈奶不多,宝宝根本不够喝。我们家三代单传,这个大孙子就是宝贝,饿坏了怎么行,不就添点奶,有这么难吗?"我耐心倾听产妇婆婆的诉说,并表示理解。这时老奶奶的情绪较前有所缓和。

【点评】鼓励患者完整地叙述整个经过,注意倾听,不要打断患者说话,通过语言或非语言的方式辅助表达一个信息:我正在认真地听你叙述,我表示理解和接纳。

了解了事情的经过,我就开始和产妇婆婆沟通起来。我们一起到产妇及婴儿床旁,评估婴儿的体重及大小便情况,还有产妇乳汁虽不多,但发现婴儿大小便均正常,体重也符合要求;产妇乳汁++,对于产后2天的婴儿,母乳已经足够了,没有添配方奶的指征,然后就向产妇及婆婆解释不用添奶,可以让婴儿吸吮母乳,强调添奶需要有指征,随意添加配方奶对母婴是不利的。但产妇婆婆又说:"宝宝老是哭怎么办? 肯定是饿了,这么小,会饿坏的。"我仔细询问产妇婴儿哭闹的特点,然后检查婴儿的全身情况、衣着、病房温度及环境,发现了一个"特殊"的现象,因为婴儿是男孩,奶奶非常疼爱,出生后一有空就抱在怀里,导致婴儿现在抱着和吃奶时不哭,但是单独睡小床后马上就哭闹,这就是婴儿哭闹的原因。产妇婆婆还是不能接受,于是找来新生儿科医生再次做解释工作,她才勉强接受。

【点评】这次纠纷其实就是家属缺乏婴儿护理知识,进入误区,不能理解导致的。因为家属不是专业人员,缺乏相应的知识,而且年龄大,育儿观念已落后,所以只能慢慢解释,用事实依据说服她。一方面,从细微之处入手,关注产妇及婴儿的点点滴滴,表达对产妇及婴儿的关心和照顾,消除家属的顾虑。另一方面,对于家属的质疑,要采用简明易懂的语言介绍有关知识,耐心纠正家属"哭就加奶"的错误观点,使其正确面对现实,这也是解决问题的关键。

针对家属目前的心情,只有帮她解决婴儿哭闹问题,才能让其安心。刚好邻床一位产妇说她孕期听了孕妇学校关于母乳喂养的课程,知道母乳是婴儿的最佳食物,添奶会造成婴儿很多问题,她现身说法讲解了很多母乳喂养的知识。事情总算有了转机,接着我和产妇及其婆婆商讨婴儿要抱着睡,不抱就哭这个问题,我和她们讲了一些新生儿的特点及习惯养成这方面的问题,根据自己多年的工作经验,提出了一些建议。

第2天我照常巡视病房,产妇婆婆很远看到我,就笑着走过来,说非常感谢我的帮助,宝宝乖多了,也学到了很多知识。以前总听外面说我们产科如何好,通过这次住院,心服口服了。

【点评】医患沟通不仅涉及护士与患者,还涉及护士与患者家属、护士与医生以及其他相关工作人员的沟通。在沟通的过程中,护理人员可以在一定范围内,充分发挥其他人员,如病房内其他患者的正面积极作用,以取得更好的沟通效果。人文关怀是建立护患双方和谐关系的根本,切实帮助患者,设身处地地为患者服务,使患者合理的需求得到满足,才能最大限度减少纠纷发生,赢得良好的信誉。

案例 4-9 生死一线

【典型事例】在产科工作已经30余年了,双手迎接了无数条新生命,"深呼吸! 用力,再用力"已成为我们的口头禅。产科工作的每一天都既幸福又惊心动魄,因为我们随时会面临生命的降生及各种原因的急救,我们犹如战场上的指挥官,不分昼夜地保障产妇安全分娩。在这里,没有周末和节假日,产科的每一天都是忙碌和无法预测的。

又是一个忙碌的傍晚,李护士刚巡视完病房,正准备写交班报告,突然一位家属从病房里冲了出来,边跑边慌张地喊道:"护士,救命啊,我们家宝宝吐血了。"李护士快步冲进病房,发现婴儿的面色略有发紫,口唇边有鲜血流出,她立即意识到事情的严重性,立马呼叫产科和新生儿科医生,并将婴儿抱到产房保暖床上。夜班组长及产科医生分工合作进行急救,新生儿科医生到场后对婴儿进行了评估,诊断为"急性肺出血",后果难以预测。经过紧急救治,即刻将婴儿护送至新生儿科,夜班组长将情况汇报给我和护士长,我和护士长随即赶到医院。

【点评】作为护士,遇事一定要沉着、冷静、临危不乱,这可以给患者留下良好的第一印象,为取得患者的信赖和建立良好的护患关系奠定基础。

我和护士长赶到医院时,婴儿已在新生儿科进行急救,我先到病房安抚产妇及家属。此时,产妇正坐在床边,散乱的头发遮不住她双眼里滚动着的亮晶晶的泪珠,然后大大的、圆圆的泪珠顺着她的脸颊滚动下来,衣服上已湿了一大片,她全身轻微颤抖着,时不时地从胸腔里发出一阵低沉的、像山谷里的回音一样的哭声。她用手握着拳,想竭力制止哭泣,但眼泪像脱了线的风筝,不受控制。我上前拍拍她的背,握住她的双手,温柔地说道:"你一定要镇定,不然会影响产后恢复。宝宝我们一定会尽力抢救,我们医院是三甲医院,技术力量还是很强大的。你要养好身体,宝宝出院后还要喝奶呢。"产妇点点头,抽泣着说:"宝宝早上出生的时候都是好的呀,怎么会突然这样子?请你们务必治好我的宝贝。"

正在这时,我听到病房外面乱哄哄的,我赶紧出去,发现护士站旁边围了一圈家属,七嘴八舌地说:"孩子出生的时候好好的,怎么会这样,肯定是你们医院医生没有处理好,才会发生这种事情,你们必须有个说法,我们孩子如今生命垂危,你们是要负责任的。"

原来家属们刚从新生儿科病房回来,因为新生儿科医生谈话说孩子随时会有生命危险,故一起过来质问。针对当前情况,我马上将这些家属请到示教室,并给每位家属递上一杯茶,耐心地解释道:"婴儿肺出血的确很危险,导致肺出血的原因有很多,虽然发病率极低,但却非常凶险。产妇合并妊娠期糖尿病,会导致新生儿肺发育不良,是肺出血的原因之一。"这时产妇的丈夫重重地拍了一下桌子,怒气冲冲地说:"你们就知道推卸责任,如果我的孩子性命不保,我饶不了你们。"我赶紧走到他身边,耐心地说:"你的心情我理解,目前最主要的事是抢救孩子,我们是三级甲等医院,不会推卸责任,请相信我们,你的妻子现在很脆弱,我们要多关心她,孩子先交给儿科医生,好吗?"产妇的丈夫这时缓和了很多,说会马上去照顾妻子。事情总算稍微平息了。

【点评】刚出生的新生儿就发生肺出血,家属难免会不理解、情绪激动。作为护理人员,要学会换位思考,从患者和家属的角度考虑问题,体谅患者及家属的心情;要语言清晰、语气温柔、用词得当地与他们进行有效的沟通,让患者及家属感受到温暖和关怀。对于患者及家属提出的疑问,应详细解答,设身处地地为患者着想,把患者担心的事情说清楚,讲明白,以消除患者紧张的情绪,从而得到患者及家属的认可和配合。

之后护士长也到产妇床边给予安慰,并表示每天会去新生儿科了解病情,将孩子的情况及时反馈给产妇及家属。经过1周的抢救及治疗,婴儿病情稳定,开始用奶杯喂养。护士长将孩子吃奶的照片给产妇及家属观看,产妇的嘴角露出了一丝微笑。婴儿最终康复出院。婴儿出院后,护士长仍持续关注,并给予产妇和家庭成员指导,得到了产妇和家庭成员的好评。

【点评】对患者以诚相待,通过真诚的行为,让患者和家属切切实实地感受到对他们的重视和关注。

案例 4-10 医学有局限,服务无止境

【典型事例】助产士,是女人在最艰难时刻陪伴在旁的亲密伙伴,是第一个拥抱新生命的人。在人们眼里,助产士是迎接生命的天使,他们每天开启无数个生命的律动,最先聆听婴儿的第一声啼哭。产房则是一个新生命诞生的地方,一个每天都充满着幸福笑容的场所;但是产房也会有遗憾,助产士也会遇到很多无奈。

一个周日的下午,产房还是一如既往的忙碌,我刚整理完病历,此时安静的楼道里传来一阵急促的脚步声。一位中年男性走到护士站,气喘吁吁地问道:"这是 5 楼产房吗?"我抬起头,看到他紧蹙着眉头,似乎有紧急的事情,连忙回答道:"是的,请问你有什么事需要帮忙吗?"刚刚说完,一位婆婆扶着一位孕妇走到护士站,只见她头发蓬乱,眼眶里泪水涟涟。"我老婆要办理住院。"丈夫说道。我拿来凳子让孕妇先坐下,了解到该孕妇现孕 37 周,因感觉胎动减少来我院急诊产科就诊,B 超提示胎儿无心搏,因产科病房无床位,产科医生拟"死胎"暂收入待产室,准备择日行引产术。孕 37 周,即将要迎来新的生命,但胎儿的胎心却突然消失,这发生在任何人身上我想都是无法接受的。我了解情况后紧紧握住孕妇的手,对她的遭遇表示理解、同情,劝导孕妇目前必须面对现实,安心住院。这时,孕妇的情绪逐渐平静下来。我小心翼翼地将孕妇带到床位上,同时向家属交代住院的规章制度和注意事项。安置好孕妇,交班时我重点强调了该孕妇的情况,交代夜班人员多注意观察她的情绪变化。看着孕妇安静地侧躺在床上,我稍稍安了点心,便下班了。

【点评】护理人员在与患者初次接触时,应以端庄的仪表形象、饱满的精神面貌、良好的行为举止、文明优雅的谈吐、熟练的操作技能给患者留下良好的第一印象,为取得患者的信任和建立良好的护患关系奠定基础。面对不良生育结局的孕妇,我们必须做到移情,准确测定患者的情绪状态,巧妙地表达出移情和对患者处境的同情,并动态关注患者的情绪变化,给予连续性的心理护理。

第 2 天,我像往常一样早早地来到科室。晨间护理时,我习惯性地询问每位产妇:"早饭吃了吗? 有没有哪里不舒服的?"我走到那位特殊的孕妇床旁,关心询问道。她只是点点头,没有说话。我不敢多问,担心特殊的对待

会让她内心产生不适。医生结束查房后,家属们陆陆续续地走进来。突然一位 60 多岁的阿姨一边拍着护士站台面,一边大声嚷嚷道:"把你们领导叫来,我要讨个说法。我们家女儿整个孕期都是在你们医院检查的,医生每次检查都说正常,怎么我女儿肚子里的宝宝突然就没心跳了,都说你们医院技术好,所以挑选了你们医院,现在搞成这样,你们必须给我们一个交代。"随着吵闹声响起,其他病房的家属也走出病房,走廊里顿时变得乱哄哄一片。我意识到事情的严重性,立马起身,走到阿姨身边,轻拍她的肩膀,耐心地说道:"阿姨,您的心情我能理解,一个小生命就这样消失了确实让人伤心,但是我们先坐下来慢慢说。"我边说边将阿姨扶到示教室坐下,泡了一杯茶,接着说道:"阿姨,胎心消失一定是有原因的,我也是母亲,我也为您女儿感到悲痛,但是我们现在的重点是尽快娩出胎儿,不然时间一长会导致感染、凝血功能障碍,到时候连大人的安全都得不到保障。"听了我的劝导,家属的怒火暂时平息下来。看到家属情绪逐渐缓和,我继续说道:"其实此时孕妇内心肯定比你们还要悲痛,所以我认为你们现在是调整好心态,多关注孕妇,让她顺利度过分娩期,因为目前的情绪问题很容易引发分娩时及产后的并发症。"说完,这位阿姨缓缓地点了点头,并要求尽可能减轻产妇分娩时的疼痛,我答应了她。我向科主任和主管医生说明了该孕妇的情况,科主任经过协调为孕妇安排了一个单人病房,并主动看望孕妇给予解释劝慰。

【点评】护士与患者双方因各自的观念、角度不同,可能产生不同的看法。当双方对谈话有异议、观点不一致时,应尽量避免争执,寻找双方的共同点,通常可采用求同存异的方法进行冷处理。当家属发怒并指责医护人员时,护理人员首先要保持沉默、冷静,沟通的重点是倾听患者的感受,理解患者的愤怒和痛苦。认真地对待患者的意见和要求,正确引导患者,满足患者的需要是较好的解决方法。

当天下午,医生为孕妇行利凡诺引产术。第 2 天下午,产妇因为规律宫缩再次进入待产室,疼痛和悲痛在她脸上交替浮现,显得非常疲惫,情绪也很低落。针对产妇这种情况,我陪伴在产妇身边,协助产妇少量多餐进食,以增加产妇体力。等产妇状态好转,我帮助她采取一系列镇痛方法,以在减轻疼痛的同时,加速产程进展。产程进展顺利,2 小时后宫口开全。进入产房后,我耐心指导产妇用力技巧。护士长也一直关注产妇情况,由于产妇会阴有炎症、条件差,护士长亲自上台接产,胎儿顺利娩出,检查发现脐带呈螺旋状,近脐端有折痕,会阴轻度裂伤。此时产妇的疼痛达到了极限,开始释放出来。一颗颗泪珠源源不断地从眼眶里溢出来,不一会儿便泪流满面。我拿出纸巾擦去产妇的泪水,说道:"孩子已经顺利娩出,你一定要控制好你的情绪,不然容易引起产后大出血,你丈夫和父母也一直在门外焦急等待着你的消息。"产妇慢慢地止住了哭声,偏过头轻轻啜泣,我也只能在心里叹了一口气。由于羊水污染严重,孩子全身都是胎粪。我接过孩子,轻轻地将他擦洗干净,抱到产房门口请家属过目,家属看到后,眼泪也情不自禁从眼眶里溢出来,无法止住,一旁的丈夫则在角落里默默地流泪。医生向家属说明了娩出后脐带状况,考虑胎儿死亡原因可能与脐带因素有关。我握住产妇母亲的手,安抚道:"产妇分娩很顺利,目前产后恢复很重要,只有将身体养好了,以后才有机会再次妊娠。等会儿产妇回病房,好好安慰陪伴她,时间会冲淡一切。"我当着家属的面,为孩子穿上整齐崭新的衣服,家属也同意火化并签字。产房2小时观察结束后,我亲自将产妇送回病房,详细地向产妇宣教饮食、卫生等注意事项,此时的她已经平静下来了。

【点评】要换位思考,从患者及家属的角度考虑问题,感受他们所感受的。在与患者语言交流时,应让患者感受到温暖、亲切、安慰、鼓励,语气温柔,以体现护理人员对患者的关心体贴。

第2天一早,我就去病房探望产妇,发现产妇情绪平稳,已下床活动,会阴无红肿。产后2天,产妇恢复好,医嘱予出院。临走前,产妇的妈妈紧紧地握住我的手,说道:"真的很感谢你,在我们最需要帮助的时候鼓励、安慰我们,之前因为我不了解情况,对你们的态度不好,希望你们谅解。我女儿下一次生孩子还可以来你们医院找你吗?""当然可以。"我笑着说道,"这是我们应该做的。"

【点评】患者和家属的感谢,是我们在医学道路上一直前行的动力。

案例 4-11　责有所归,敢于担当

【典型事例】一个周三的上午,产科依然是忙得不可开交。今天我是病房责任组长,早上常规进行床边新生儿沐浴、抚触,接着巡视病房,并进行个性化的母婴健康宣教。当我在7~9号房间宣教时,突然听到隔壁病房传来吵闹声,声音很响亮。我急忙赶到吵闹的4~6号房间,当时病房里已经聚集了10多个家属,只看到2床产妇家属满脸怒色,对着月嫂阿姨不停地说:"我的小孩若有事,我饶不了你,也饶不了你们医院。"此时产妇掩面哭泣,月

嫂阿姨一脸茫然,低头不语。我马上感觉到事情的严重性,在劝导其他家属离开的同时,把产妇家属请到隔壁示教室,泡上一杯茶,耐心地说:"你别急,能和我讲讲发生了什么事吗?"

【点评】沟通前构建一个安静、隐秘的支持性环境是保证口头沟通信息有效传递的必备条件。

我耐心倾听家属的诉说,并点头表示理解。在与家属的交谈中得知,2床的婴儿产前B超提示有肾积水,今天婴儿复查完B超送回病房。月嫂阿姨在将婴儿放回小床时,头部刚好碰到床头塑料床栏,因为婴儿刚出生2天,家属担心月嫂阿姨将婴儿头部撞坏了,于是便大发雷霆,要讨说法。

【点评】在沟通的过程中,时不时使用非语言沟通技巧,如点头、沉默等制造一个空间,让患者充分地讲述 。鼓励患者完整地叙述整个经过,注意倾听,不要打断患者的话,通过语言或非语言的方式辅助表达一个信息:我正在认真地听你叙述,我表示理解和接纳。

我了解了事情的详细经过后,面对产妇家属简单复述确认事情的前后经过,给予耐心劝导,并和他一起查看婴儿,检查发现婴儿无哭闹,头部无红肿及淤血破损,吃奶吸吮情况也良好。我将检查结果告知家属,让家属了解婴儿目前情况,并联系新生儿科医生,家属表示接受,情绪稍有平静。新生儿科医生到场后检查无异常发现,将情况告知家属,家属表示是否会有内伤,导致后遗症。医生建议如果真的不放心,可以行CT检查。家属认为CT检查会造成副作用,拒绝检查,要医生保证婴儿无事,并写下字据,不然追究医院责任。

【点评】要始终把产妇及婴儿的安全及健康放在第一位,配合医生进行积极处理,将不良后果降到最低,但沟通并不是万能的,不能解决所有问题。

我看到情况严重,在安慰家属的同时立即汇报护士长。护士长到场后,仔细了解了当时的情况,并立即和家属沟通。这件事既然发生在我们科室,科室是不会逃避责任的,会和家属协商处理此事,并立即联系月嫂公司领导过来一起处理。

【点评】当沟通的效果甚微或不能奏效时,需立即转变策略,采取措施进一步解决问题。当处理有困难时,要立即改变方法,并寻求帮助,防止事态恶化。

月嫂公司领导来到现场,和当事月嫂一起当面向家属道歉。护士长将自己及科主任的电话告知产妇及家属,表示出院后有事可随时联系,家属表示这样处理可以接受。

针对这一情况,护士长和我召集所有月嫂进行原因分析,要求她们进行整改。作为护士,要细致观察,加强巡视,态度要和蔼,并做好详细交班,避免纠纷再度发生。

产后3天,予医嘱出院。产妇和家属临走前,走到我旁边,笑着说:"那天对不起了,我们也不是故意的,主要是担心孩子,毕竟辛苦生下来,担心有事。"我也微笑对他们说:"可以理解,我也是为人父母。"

【点评】医院内的沟通不仅是医患之间的沟通,还包括医疗机构内从业人员之间的沟通。医护之间有效的沟通是医疗护理工作协调开展的重要保障,把握好沟通的态度和责任权限,才能营造和谐的内部沟通氛围,提高工作效率。

案例 4-12 "茵喂你"

【典型事例】午饭后,时钟刚好指向13:00,大家正准备小憩一会,这时值班室门外响起一阵急促的小跑声。推开值班室的门,还未见其人,就听见护士站传来骂骂咧咧的声音。"胡老师,出来帮个忙呗,我们中班的人实在是应对不了这一家子了。"大玲姐探着身哀求道,随后跟我们简单讲解了一下大致事情经过,原来中午护士小微在给39床宝宝喂茵栀黄时,宝宝吃得有点急,稍微呛咳了一下。当时产妇就站在旁边,她认为呛咳会对宝宝造成伤害,必须要小微给她一个说法,而且越说越凶。

为了不影响整个病区,于是在值班室休息的胡老师前来劝慰。产妇看到来了一位年资比较高的护士,态度更加强硬了,指着小微气呼呼地说道:"不要以为你有人出来帮忙我就怕了,该讨的说法还是要说的,身为护士在这里工作,连基本的新生儿喂药都不会吗?这不得不让人怀疑你们产科的技术……"

【点评】当护士遇到棘手、自己一时难以处理的事情时,除了积极应对外,还要及时求助,请高年资护士帮助进行有效沟通。高年资护士工作时间长,有丰富的沟通技巧和经验,而患者及家属往往对高年资医护人员有更高的信任度。

这时胡老师走过来,轻轻地拍着产妇的背让她消消气,可她并不吃这一套,接着说道:"我今天就把话撂这里,你这个当班护士必须当着这么多人的面给我道歉,还必须向我保证,我的孩子之后不会出现任何问题,一旦出现问题你必须全权负责到底。最后一点,你自己主动写辞职信吧,别等着院长主动来找你。"此时小微脸上已经布满泪水,委屈得说不出话来。空气像是被施了魔法,压抑得让人喘不过气来,幸好胡老师打破了这个僵持的局面:"来,这位宝妈,今天我是负责你们病室的责任护士组长,有什么话我们先回病房坐下来沟通解决,而且你产后2天不宜站立过久,其他的家属也请回自己的病房好好休息吧。"

【点评】当患者有不满情绪时,首先学会的是感同身受,亲切和蔼的语言能够营造和谐的氛围,温暖自信的微笑、眼睛投射出的光芒都会对患者的心理和情绪产生影响。把握对方的情绪,学会倾听患者语言所要表达的内容,同时观察患者的非语言行为,先不做价值判断,努力体会对方的感受。

于是胡老师好言相劝着扶着产妇走进病房。产妇一进病房就气哄哄地坐在病床上,宝宝则被奶奶宠溺地抱在怀里,她们的目光里还带着几分怨气。产妇双手环在胸前,说道:"就算科室负责人来了,我刚才讲的话你们应该都听清楚了吧,我提出的要求如果哪一个没做到,你们就等着投诉信吧!"胡老师再次轻抚了几下产妇背部:"宝妈,现在你算是在坐月子期间喽,可不能生气。过来之前我也了解了事情的发生经过,宝宝喝茵栀黄时吞咽快,发生了呛咳,其实这是宝宝本能的自我保护,不用紧张的。"接着,胡老师走到宝宝奶奶面前:"来,让我抱着观察一下。"胡老师抱着宝宝来到宝妈面前,说:"看,小家伙睡得多香啊,小脸粉嘟嘟的多可爱啊,如果有问题的话,这面色不会这么好看的,呼吸也不会这么顺畅。""我当然希望他没事,可是当时一起喂茵栀黄的宝贝都没呛,唯独我家宝贝呛了一声,初为人母的我是相当揪心的,我想你也是个母亲,将心比心一下。"产妇的情绪已经较前平复了不少。"我懂,我完全理解你的心情,我想刚才你也只是一时气话,每个做妈妈的人心里都有慈爱的一面,要不这样吧,我把我们新生儿科医生叫下来,给你家宝宝做个身体检查,然后我帮你家宝宝测量一下血氧饱和度是否正常,你觉得如何?"胡老师边说边将宝宝放入婴儿床。

产妇听到要为宝宝做身体检查,面部神情缓和了不少:"可以的,但是我还是需要刚才那个护士跟我说声道歉。""放心,我一定处理到我们双方都满意为止。"随后胡老师联系了新生儿科医生,并拿出仪器为宝宝测量,最后宝宝各项指标都在正常范围内。此时我也看到了宝妈露出满意的笑容。

【点评】了解到患者的需求和不满原因的根源,开展积极、有效的护患沟通,通过沟通解惑释疑,减少误会。同时寻找到解除患者内心愤怒的根由,联系新生儿科医生为婴儿做全面的检查,当患者知道婴儿呛咳其实是一种正常的生理反应,不会影响婴儿健康后,打消了心中的疑虑,接下来的沟通自然水到渠成。因此,当患者情绪失控发泄情绪时,护理人员一定要有足够的耐心和容忍力来应对,控制事态发展。

回到护士站,小微脸上的泪水已经干了,虽然看上去心里依旧挺难受的,但表情已经坦然多了,从她偶尔扫向胡老师的目光可以看出,她内心对胡老师的感谢之情。

◎儿科病房护患沟通

案例 4-13 "误"化里的真相

【典型事例】清早,儿科病房照常有条不紊地完成了交接班。我是儿科病房的高级责任护士,在交班后开始巡视病房。当我正在病房与15床的患者家属沟通,了解小朋友今天病情时,从病房走廊传来一阵呼喊声,还伴随着一阵急促的脚步声:"何老师!何老师!"我刚回过神来,新定科的护士小A已经冲到我面前:"何老师,20床患者家属说他们家的小朋友昨天晚上没有做雾化,现在家属发火了,站在护士站拍桌子,但是我昨天明明给20床做过雾化药的,今天早上他却一口咬定说我没做过,这该怎么办呀?这个家属怎么这么不讲道理!"我看她脸涨得通红,急切地想要尽快解决问题,但又束手无策。我先走过去轻轻拍拍她的肩膀,以示安慰和理解,然后拉着她去那边的病房。刚走出病房,我突然意识到刚才我正在巡视病房,小A急促慌乱的一席话全被15床和16床的家属听到了,且不说小朋友被吓到了,一旁的患者家属也一愣一愣的,这样影响很不好。于是我定下心来,先让小A在病房门口等我,然后又折回到病房里,面带微笑地和一直看着我们的患者解释道:"小朋友,刚才这个小姐姐因为着急,声音有点大了,是不是吓到你啦!"又转过身来和家属说:"这是今年刚入科的护士,工作经验还不够,做事不够细致,其中一定有误会,我们病房发药都是经过层层核对的,一般来说是不会有问题的,我先去处理一下。"家属笑着点点头,表示理解。

【点评】对孩子的关爱是表现在每天的日常工作中的,关爱的表达是心的交流，从内心喜欢和爱护患儿，给予他们能够感受得到的关爱，才能够赢得他们的接受和喜爱，并让家属感受到这种关爱，从而信任和依赖医护人员。

我带着小 A 在去 20 床的路上了解了整件事情的经过。我示意她一会儿尽量不要与患者家属发生争执，要保持冷静，与患者解释事情的经过，我们也要弄清其中的缘由。说话间，我们就来到了 20 床。在床边陪着的是患儿的爸爸，我就上前主动介绍自己："这位爸爸，你好，我是这个科室的高级责任护士，我姓何，刚才了解到你宝宝的情况……"话还没说完，患儿爸爸就打断了我的话，说道："你们不要说了，反正我就是一句话，你们昨天晚上没有发药，影响到我们家宝宝的治疗了！"这时邻床小朋友的爷爷也凑起了热闹："我也看到了，你们昨天晚上真的没给他们做过。"我看这场面，赶紧先让小 A 去稳住隔壁床的爷爷，我安抚 20 床患儿："宝贝，你最乖了，现在阿姨和你爸爸要去谈一些事情，你先在床上自己玩一下，这位护士姐姐留下来陪你，你一定可以配合阿姨的，对不对？"患儿懂事地点点头。于是我拉着 20 床患儿的爸爸去了医生办公室。

【点评】选择安静适合的场所，与患者家属进行单独沟通，避免在患者面前交谈，这样家属会更加冷静，也不会给患者留下负面印象。

此时我心平气和地同患儿爸爸说道："宝贝爸爸呀，我们都是做父母的人，孩子生病的确是心疼，我们都能体谅，所以我们医生、护士和家属的目标是一致的，都希望宝贝能顺利康复，早日出院。所以大家都要努力，一起配合治疗。但今天就这个有没有做雾化的事情，我们好好说，把事情讲清楚。如果真的是我们护士漏掉了，我们一定会承认错误，及时改进。但你总得允许我们解释一下吧，让我把事情经过了解清楚，这样也好让我们护士认识到问题所在。"这时，小朋友爸爸还是很不耐烦："就是一次雾化，算了算了，你也不用了解了，我也不想多解释。"看他语气没有之前那么强硬，但还是带着不满，我觉得还是有必要弄清楚问题到底出在哪里，因为小 A 确定发过药的，所以我就更加镇定地继续说道："宝贝爸爸，你别这样，我们现在好好回忆一下事情经过，这也是对我们双方负责。"患儿爸爸听到这里，情绪明显平复下来。

【点评】孩子是整个家庭的中心，孩子患病后，父母紧张、焦虑在所难免，容易情绪化，导致沟通困难。用真诚的态度，多站在孩子父母的角度去讨论问题，这样更容易取得家属的信任。

于是我又进一步和患儿爸爸交流,得知平时都是患儿妈妈陪的,患儿爸爸是第一次晚上过来陪孩子。听到这里,我就和他说:"宝贝爸爸,你问一下宝妈,她每天都在这里陪,应该会比较清楚孩子的情况。"患儿爸爸这时也意识到刚才情急之下有点冲动,居然没想到打个电话联系患儿妈妈问问,他的表情略有些尴尬。我立刻给他递了个台阶:"打个电话吧,现在孩子的治疗才是第一位的,先把情况弄清楚。"患儿爸爸立刻打了个电话,很快真相大白。原来他是昨天晚上9:00多和患儿妈妈换班的,我们晚上做雾化是晚上8:00左右,而他俩又未进行交接,所以才会产生今天这个误会。患儿爸爸感觉非常不好意思,眼睛不敢和我对视。我乘机先严肃地将家长双方交接的重要性再次进行了宣教和强调,然后拍拍他的肩膀说:"以后处理事情可不能这么冲动,一定要问清楚!你看像刚才这样指责我们小护士,她心里该多难受。"此时患儿爸爸脸上浮现出歉意。"好了,宝宝该等急了,赶快去陪宝宝吧,当家长都不容易,还需要努力呀!"他频频点头,很不好意思地说:"不好意思啊,何护士,是我经验不够、脾气不好,错怪你们了,对不起啊!"我微笑着表示事情弄清楚了就好。

【点评】孩子父母需要兼顾工作与家庭,所以在医院里每天照顾患儿的不一定是同一个人,对患儿的情况不一定全部了解,又没有做好交接,从而造成误会。护士需要与患方进行有效沟通,注意观察细节,全面了解事情的经过。

回到护士站,我看着情绪低落的护士小A,便和她说:"小A啊,要学会和患儿及家属沟通,适时变通,还原真相,胜于急不可耐的争辩。"

【点评】年轻护士都有一个成长的过程,作为高级责任护士的我们,平时就应该对他们多指导,多帮助,特别在临床工作中,除了要教授他们专科理论操作知识外,还要培养他们认真、仔细、严谨的工作习惯,提高他们护患沟通协调的能力。比如这个案例就是一个很好的沟通示范,年轻护士全程参与一定能有所感悟。

案例 4-14 保持童心

【典型事例】"王老师……3床静脉穿刺困难,小朋友表现得很抗拒,见到我就嚎啕大哭,家人也不愿配合我操作,情绪很激动……"同事小李为难地向我求助。3床是一位"感染性腹泻"患儿,是昨夜新收治的6岁小男孩,目前医嘱予补液、抗感染等对症治疗。"我不要住院,我不要打针,我要吃奶酪棒!"走廊里传来 3 床患儿的阵阵哭闹声,好像他受了极大的委屈,听了很是令人心疼。我从小李手中接过治疗车,推开了患儿的病房门。

只见一个瘦小的身体瘫坐在床上,闭着眼哇哇大哭,羸弱的双肩不停地抽动着。家属见到我,布满血丝的眼睛一下亮堂起来:"王老师,你可算来了。我们小北针不好打,已经失败三针了,现在闹腾得厉害。你看怎么办才好呀?"家长眼中泛起了泪花。我非常理解家属此时的心情,也明白家属委婉话语中的含义。"我来看看,您不要太担心。"我安慰道。

我把治疗车安置在距离小北视线最远的角落,然后从家属手中接过纸巾,俯身弯腰坐在患儿床边,摸了摸他的头:"小北,早上好呀!刚刚隔壁的小弟弟问阿姨,旁边的小哥哥为什么哭呀?叫阿姨来看看你为什么哭得这么伤心?阿姨一推开门,就看见一只小花猫在呜呜哭泣哦,小北看见了吗?"边说我边擦拭他满脸的泪珠。"坏阿姨,我就是不要打针!我要吃奶酪棒!"此时的小北依然沉浸在治疗带来的"阴霾"里,听不进任何话语。

【点评】在不同的年龄阶段,儿童的心理发育也不同,他们往往用哭闹来表达自己的需求和不满。儿童住院后,因为周围环境发生了极大变化,加上各种有创操作,就会使其缺乏安全感。护士在接触患儿时,首先应取得患儿的信任,护士可面带微笑,与患儿视线齐平进行目光接触,平等地进行对话,不要用指责、命令和教育的口吻,说话语气要温柔,动作要轻柔。护士应满足患儿"皮肤饥饿"的需要,多进行接触,用拥抱、抚摸、握手等方式与患儿亲近,这样会产生良好的心理效应,消除其紧张、陌生、恐惧的心理,提高其信任度,增加其安全感。

看到床边堆积的玩具车,我问道:"小北,这些都是你的玩具车吗?"见我没有提及穿刺的事,小北放松了警惕,面对一排玩具车,自豪地点了点头说道:"我家里还有很多呢!""那,这辆是挖掘机还是小货车呀?阿姨不懂,小北可以告诉阿姨吗?"我拿着一辆玩具车向小朋友问道。"这是挖土车。"患儿的注意力开始移向玩具。"哦,阿姨知道了,谢谢小北告诉阿姨,阿姨可以和你一起玩小车吗?"患儿点了点头。"小北那可不能再哭咯,我们当小哥哥的要给隔壁的小弟弟做榜样,我们都 6 岁啦,是不是一个勇敢的男子汉啦?"患儿的情绪逐渐稳定,五官也开始舒展。

【点评】在与有自我意识的儿童沟通时,最重要的是从跟孩子交流开始,而不是把你的全部注意力转向他的父母。询问孩子是否愿意讲述他的故事,是否愿意配合你的操作。儿童常有他们自己的需求,因此跟他们充分交流,能提高儿童的满意度和治疗的依从性。

"小北,来,阿姨给你擦擦脸,我们要做一个干净帅气的大男孩,我们不做小花猫,好不好?"我搂着小北,用纸巾为他拭去随着抽泣一上一下流动的清涕。此时在旁的母亲见孩子情绪趋向平稳,也轻声附和道:"阿姨给你擦眼泪,我们要不要谢谢阿姨啊?"小北奶声奶气地向我说了声谢谢。"不用谢,阿姨还要谢谢你呢,和阿姨分享你的玩具。小北是不是在读大班呀?""我们小北大班表现可棒了,还有好孩子贴纸呢,是不是啊小北?"在旁的外婆配合道。"哦,真棒,阿姨给你点个赞!小北想念幼儿园的小朋友们吗?""想。"小朋友不假思索地说道。"那我们抓紧时间好起来,出院了就可以和他们一起玩游戏了。""小北的身体里有一群卫士在守护着你健康长大。可是现在小北身体里的卫士们告诉阿姨,在它的身边出现了调皮捣蛋的小怪兽,它们会让小北生病,没有力气和小朋友玩。所以卫士宝宝们让阿姨给小北输送能量,消灭小怪兽。""小北想不想和阿姨一起来守护卫士们的健康?"患儿母亲在旁问道。小北在旁若有所思地点了点头,我笑着抚摸了孩子脸庞。"阿姨谢谢小北,为了能够打败小怪兽这么勇敢,它们也在努力战胜小怪兽,想要快点好起来继续守护小北的健康,这样小北就能早日康复,继续开心和小朋友们一起玩小车车了。""阿姨,我要勇敢。""小北真乖,待会我奖励你一个小贴纸,自己选一选。"我拿出事先准备好的儿童贴纸递给小朋友挑选。

【点评】合理使用"榜样力量"给予鼓励,树立患儿战胜疾病的信心。与患儿交谈时,护理人员要保持童真,根据各年龄段儿童心理发育的特点,采取不同方式进行有效沟通,给予儿童同等的关爱、尊重及自我选择权,创造条件让儿童参与适宜的游戏,使他们感受到友好,进而配合治疗。

拿到小贴纸的小北心满意足,在其家长的配合下顺利完成了静脉穿刺。接下来的几天小北都很配合治疗,经过治疗,小北的炎症指标已经控制,胃肠功能也逐渐恢复。出院时,我拿出了小北心心念念的奶酪棒当作送别礼物,小北终于吃上了梦寐以求的奶酪棒。

【点评】儿童不是成人的缩小版。儿童生命本已幼小而脆弱,又遭受了疾病带来的痛苦,让人心生怜惜。儿童的快乐来源其实很简单,面对童真而可爱的孩子,我们不应吝啬自己的温柔。对于焦虑不安的家长,要多一分换位思考,多一点理解。对于饱受病痛折磨而哭闹的孩子,要多一分耐心,多一点抚慰,用自己的力量努力温暖每一个孩子,为他们带去战胜疾病的信心。

案例 4-15　手术之惧

【典型事例】纤维支气管镜(简称纤支镜)的问世及麻醉技术的提升,实现了低痛苦无创口,使许多患者免受有创治疗甚至手术之苦。随着纤支镜技术的发展日趋成熟,其在小儿呼吸系统疾病诊治的临床应用中也开始逐渐普及。

今天是 5 床患儿行纤支镜手术的日子。平日里该患儿表现得不错,不哭不闹,基本能配合完成各项治疗,实属小儿科的"典范"。昨天进行床边宣教时,表现也镇定自若。我暗想今天应该会很顺利吧。待会我将陪同患儿进入纤支镜室,负责完成术中配合工作。在送手术室前,我前往病房再次对患儿进行术前评估,以确保术前准备工作万无一失。

【点评】不同年龄阶段的儿童对疾病的认知发展有着阶段性的区别。研究者把认知划分为前逻辑阶段(2~6 岁)、具体逻辑阶段(7~10 岁)、逻辑形成阶段(11~14 岁)。由此可见,患儿心理健康已成为临床护理工作中不可忽视的重要部分。该患儿属于学龄期儿童,对疾病的认识已经到了具体逻辑阶段,能将病因和疾病发生产生逻辑关系,对引起疾病的方式进行解释,比如天气冷穿得少会感冒,感冒会在小朋友之间传染。作为护理工作人员,应该熟悉患儿的心理发育过程,针对患儿不同阶段时期的特点,给予不同的沟通方式。

"你看看你都 7 岁了,都是这里的大哥哥了。昨天还表现得好好的,今天怎么就害怕了?"一走进病房就听见 5 床母亲训斥患儿的声音,患儿则蜷缩在床角落抱着被子直哆嗦。"宝贝怎么啦,额头出了这么多汗,手脚也冰冰冷的。"我抚摸患儿,用纸巾拭去了他额头的汗珠。"昨天阿姨是不是和你说过,就是去做一个小检查,睡一觉检查就完成了,你今天怎么要临阵脱逃了?"我示意患儿母亲不再批评。"我们的小帅哥是不是有点害怕这个小手术呀?"患儿默不作声,迟疑地点了点头。"没关系,我们还是小朋友嘛,阿姨允许你这次不勇敢。脚脚这么冷,阿姨给你盖好被子,躺下来睡一会儿好吗?"我替患儿盖好被子后,测量了生命体征。看来患儿对疾病恐惧应激,导致机体心率增快、呼吸加快,血压升高,末梢循环欠佳。

【点评】对患儿来说,手术是一种应激的心理刺激,往往会产生惧怕、焦虑、不合作等不良情绪。疾病本身以及神经-体液因素的相互作用,不仅会影响到手术的顺利进展,也不利于患儿的术后恢复。学龄前期患儿由于生理因素,仍存在"分离性焦虑",当这些患儿进入一个陌生环境时,常会过分焦虑不安、哭叫、退缩。针对这一特点,要做好心理护理,护理人员应与患儿家属进行交流沟通,找到患儿抗拒的根源。围手术期心理护理的主要任务就是遵循患儿心理活动变化的规律,在患儿家属的帮助下,通过良好的心理干预,疏导患儿焦虑、紧张的不良情绪,使其配合手术。

"昨天孩子不是还好好的,蛮配合的,今天怎么就变得如此抗拒了?"我在病房门口与患儿母亲交流道。"昨天傍晚还画着画,心情不错,告诉我晚餐想吃馄饨,晚上睡觉的时候就嘟囔着要我抱着睡,说害怕手术。"面对患儿突然的转变,我心生疑虑:"你们有没有在他面前过多地表现出对这次手术的担忧?"我追问道。"就是孩子要手术了,昨天来探望的人比较多。爷爷奶奶小姑子,一大家子都来了。他们不懂手术的原因,所以就问得比较多,稍有疑虑就上网查,告诉我手术后可能出现出血、咳嗽多、呼吸困难,让我多注意。当时也没过多考虑孩子在场,可能孩子就听进去了……我也没想这么多,早知道……"患儿妈妈说完开始恍然大悟,终于找到孩子突然惧怕手术的原因。"何老师,现在该怎么办?纤支镜我们肯定是要做的,但现在孩子不愿意手术,好说歹说都不听,这么大了强行抱去手术室也肯定行不通。"患儿妈妈显得有些焦急不安。"先别着急,我来试试。"我走到患儿的床边,尝试着与患儿进行沟通。

【点评】 在患儿住院期间,提倡家长陪伴,同时不能忽视对患儿父母的心理护理。到访家属因患儿正处于生长发育,对手术又充满未知,担心手术效果不佳及预后不良,引起焦虑,家属的焦虑无意中会传染给患儿。以该年龄段患儿的认知水平,使得患儿误认为手术对自己"有害",进而对自己的病情更加担心。因此,在家属交谈时,要避免在患儿面前提及疾病,表现出过分焦虑,并把焦虑传递给患儿,从而造成患儿不良情绪。

"听妈妈说,小帅哥昨天傍晚画了幅画,阿姨看看可以吗?"患儿抬起头看了看我,点了点头表示同意。"哇,小帅哥画得这么好看呀,五彩斑斓的,色彩搭配得真好看。这是熊大熊二吧,那么另一个是光头强,对吗?阿姨也喜欢看《熊出没》,动画片讲的是熊兄弟与一群好朋友为了保护大森林,与砍树的光头强展开斗智斗勇的故事,对吗?""是啊,兄弟俩可聪明了,光头强总是不得逞,他生气极了。"说到患儿的兴致处,他与刚刚判若两人,恢复了平日的活泼,开始滔滔不绝。"你看熊大熊二与伙伴们感情这么好,那你和你的好朋友呢？ 住院了好几天没见到,想不想他们呀？""想,我想和他们玩乐高。"患儿不假思索地回答道。"那我们抓紧好起来,到时候一起和他们玩乐高! 我们今天其实就是做一个小检查,你不是有痰咳不出来,痰在身体里久了,你就生病了。这个检查呢就通过一个小吸管,帮助你把痰取出来。我们去一个房间睡一觉,等你醒来检查就做好了,是不是很简单？""那,会疼吗？"患儿眨着眼睛问我。"梦里睡觉会疼吗？ 当然不会呀。比你小的宝宝他们都有在做哦,而且给你做检查的叔叔阿姨经验可丰富了,他们经常在做这个检查。""那……检查的时候,我都不认识他们,我害怕。""阿姨陪你去好吗,阿姨全程陪着你,陪你说话,给你加油打气。你看,昨天和你玩耍的小妹妹前几天也做过这个检查,她今天都要出院啦。"

【点评】先与患儿聊她感兴趣的话题,使其对护理人员产生亲切感,当其心情恢复平静后,再用浅显易懂的言语科普手术相关知识,解释手术目的,并耐心倾听其对手术的疑虑,并灵活运用同伴效应,让患儿产生别的小朋友很勇敢我也可以很勇敢的心理,以取得患儿的主动配合。

向患儿耐心讲解手术的大致过程及良好的术后恢复情况,终于减轻了患儿对手术的恐惧,且在与患儿家属的共同努力下,患儿终于答应配合手术。恰巧这时通知患儿准备出发手术的电话响了……

在我术前心理干预、术中全程陪伴支持的鼓励下,患儿顺利完成纤支镜检查,生命体征平稳,准备返回病房……

【点评】儿童身心发育不成熟,其心理情绪及行为发展极易受家庭的影响。手术对他们来说都是应激,会直接影响其生理反应。术前应指导家长与护理人员配合,多鼓励患儿,增强围手术期患儿的信心。在围手术期,通过心理、认知、情绪、行为干预,给予家长正确的引导,进而起到安抚患儿情绪的作用,将患儿对手术的惧怕降至最低。同时努力营造围手术期良好的气氛,为手术提供安全保障。

案例 4-16 高热惊厥

【典型事例】霜降落幕秋剧终,添衣加袄御寒冷。秋冬季是呼吸道疾病的高发季节,肺炎则是秋冬季小儿最常见的疾病。

穿上工作服,整理好仪表,我便开始了新一天的工作。"18床,男,4岁,患儿因咳嗽 4 天,反复高热 2 天,门诊拟'左下肺炎'收治入院。患儿夜间阵发性咳嗽较剧……2:20 测得体温 39.4℃,医嘱予布洛芬糖浆 6ml 口服。患儿家属呈焦虑状态……"交接班完毕后,我正打算对患儿进行床边评估,夜班同事拍了拍我的肩对我说:"芬姐,18 床昨晚咳嗽较剧烈伴反复高热,家属精神十分紧张,对治疗不太配合,发热到 39℃多才肯服用退热药,说话也有些尖锐。总之,你今天要多关注……"话未毕,就听见 18 床的电子铃呼叫声。夜班同事示意我带着耳温计去巡视病房。

一走进病房,就听见患儿爷爷长长的叹气声:"护士,快给我孙子量个体温,我感觉他身体又发烫了。"在旁的患儿爷爷说道。只见患儿面色潮红。"宝宝乖,阿姨给你打个电话哦。喂……"测得体温 39.8℃,摸着患儿滚烫的额头,我立即向医生汇报,进行床边评估,并向家属说明孩子高热需使用药物降温治疗的重要性,明确告知患儿现在必须服用布洛芬糖浆,却遭到患儿爷爷强烈的拒绝:"怎么又开始发高烧了,都住院第 2 天了,盐水挂了,药也吃了,怎么都没效果的? 你们这一群人,到底会不会看病? 一发烧,就知道叫我孙子喝退烧药,真当喝水啊?"爷爷积压一昼夜的怒火如同火山般爆发。在旁的奶奶边抹着泪边摸着孙子的额头,重复嘟囔着:"小孙孙乖。""你们这技术水平不行,我要转院!"爷爷怒吼地掏出手机,开始拨打电话。"我再去给宝宝换个冰袋降温,奶奶你再打一盆温水,待会我和你一起给宝宝擦擦身,散散热。"医生负责继续向爷爷解释降温的必要性和肺炎导致高热的特征,我快步离开病房走向治疗室取冰袋。

【点评】患儿入院后,焦虑始终伴随患儿家属。患儿遭受疾病的折磨,家属对疾病知识的缺乏以及对预后的担忧,这些与他们入院期间的负面情绪有直接关系。这些负面情绪会影响患儿的治疗依从性,进而影响疾病的治疗效果。因此,在住院患儿的治疗过程中,不仅要重视疾病的规范治疗,还要及时干预患儿及家属的负面情绪。面对患儿家属应该使用"软性语言",语言以患儿为中心展开。

"啊! 乖孙你怎么了,你不要吓奶奶,快来人啊! 有没有人,快救我孙子!""患儿发生高热惊厥,芬姐,快拿惊厥箱来床边。"患儿家属慌乱的呼救声里夹杂着医生响亮的医嘱声。我和同事立即启动高热惊厥应急流程。患儿爷爷奶奶着实被孙子的突发状况惊吓到了,奶奶跪在床边哭泣着,爷爷失控地大叫着。两位同事配合医生抢救,我负责稳定患儿家属的情绪。经过反复劝说,我搀扶着患儿奶奶在病房门旁的陪客椅上就座,接着唤上患儿爷爷一同走出病房。我解释道："现在宝宝可能是因为体温太高，发生了高热惊厥。孩子以前有抽搐史吗？他需要一个安静的环境休息，我理解你们着急的心情，现在宝宝抽搐了，暂时肯定不能转院。你们需要积极配合我们救治宝宝，等他病情稳定后再转。也请你们放心，我们有处理这方面的经验，我们一定全力以赴。""从没有抽搐过，护士，不转了，我们不转，请你们一定要救救我孙子。我就这么一个宝贝……"患儿奶奶眼闪泪花，颤颤巍巍地走到我面前说道。患儿爷爷紧锁眉头，陷入了沉默。"奶奶，快别哭，您放心，我们一定会尽力的。"我握着患儿奶奶的手，把她搀扶回椅子上。经过抢救，患儿停止抽搐，意识也慢慢恢复了过来，生命体征也恢复平稳。

【点评】高热惊厥又称热性惊厥，该病起病急，表现为阵发性四肢和面部肌肉抽动，多伴有两侧眼球上翻、凝视或斜视，意识不清；有时伴有口吐白沫或嘴角牵动，呼吸暂停，面色发绀；发作时间多在3～5分钟，有时反复发作，甚至呈持续状态，是小儿时期的常见急症。高热惊厥一般发生于上呼吸道感染或其他感染性疾病初期，如果得不到及时救治，惊厥持续时间过长或多次复发，就会导致脑细胞缺血、缺氧，细胞功能受损，严重者可发展为癫痫或影响智力发育，给患儿及其家庭带来了严重的心理负担。

"小孙孙，你吓坏奶奶了。"患儿奶奶一边哭一边检查孙子的身子有无磕碰伤。"宝宝有没有困呀，困的话就乖乖睡觉，爷爷奶奶和阿姨都在身边陪着你。等你醒来，阿姨给你好看的贴纸好不好？"我抚摸着患儿的头说道。患儿点了点头。"爷爷奶奶，孩子刚刚抽搐过，会导致脑细胞缺氧，加上近日来反复高热，增加了体力消耗，现在就让他好好休息吧。"

"孙孙以前从来没有抽搐过，是不是发烧太久影响到脑子了？会不会留下后遗症影响智力发育啊？我们孩子从小就很聪明……"带着家属一连串的问题走出病房后，我与家属说道："通过紧急处理，惊厥已经停止了。但我们还是要保持安静，说话、动作要轻柔，避免宝宝再次受到刺激引起惊厥再发。宝宝发病的过程医生也在旁看到了，医生会根据他的临床表现，做一些有针对性的检查，比如脑电图、头颅CT等，以尽快查明病因。如果排除了其他问题，那最常见的原因就是这次肺炎引起的高热，使患儿发生高热惊厥了。""那你们一定要好好查查。"患儿奶奶附和道。"那爷爷也要配合我们。"患儿爷爷点了点头表示默许。

经过检查，医生排除了颅脑、缺钙痉挛等病理性病变。得到检查结果均为阴性后，我及时告知患儿家属，并向患儿家属分析此次高热惊厥发生的缘由,对他们进行知识宣教,以及教授发生惊厥时的应急处理流程及物理降温的方法。经过此次事情,患儿家属的依从性得到了提升。在患儿家属的积极配合下,患儿住院期间未再发生高热惊厥,7天后肺炎治愈出院。

【点评】婴幼儿期为高热惊厥的好发年龄段,及时找寻病因,给予及时、有效的急救护理,可以减少惊厥的发生,降低惊厥对患儿的伤害程度。小儿惊厥起病急,家属均会产生不同程度的紧张、恐惧、担忧等情绪变化。心理干预能减轻患儿家属的应激反应,有效减少患儿家属对医护工作的不理解,积极配合治疗,从而提高治愈率。因此,护理人员采用心理护理方法减轻患儿及家属的应激反应是十分必要的。

案例 4-17　秋季腹泻

【典型事例】"一场秋雨一场寒,小儿腹泻排成行。"随着昼夜温差不断变化,秋季腹泻也接踵而来。每年秋冬季都是轮状病毒肆虐的高峰期,也是我们儿科病房的爆满期。在整个儿科病房,患儿们此起彼伏的哭闹声,夹杂着家属焦虑不安的询问声,医护人员在病房间来回穿梭进行治疗护理,整个儿科进入了"非常战斗期"。

"护士,护士,我家宝宝又拉了(腹泻),今天都拉(腹泻)第6次了!"病房里一位患儿妈妈揣着宝宝刚换下的尿不湿急匆匆地跑向护士站。"宝宝妈妈您不要着急,我们已经把宝宝的粪便送去检验,很快就会有结果,到时候医生会根据病因对症下药的。"一旁的同事放下手中的文书工作,向患儿家属解释道。"什么叫不要着急,你倒说说看,小孩又吐又拉第3天了,又吃不下东西,现在都虚弱得没劲哭了。作为母亲,怎么能不急?怎么不心疼!"紧接着就传来患儿妈妈抽泣的咽呜声。"宝宝妈妈,我不是这个意思……你先冷静一下,我想表达的是……""不要再说了,我宝宝就是因为腹泻来住院的,刚住院又要抽血又要打针、检验粪便,搞这么多遭罪的东西,又不给宝宝及时用药,你们还有人性吗?"同事抵挡不住患儿妈妈一阵"枪林弹雨",只能委屈地向我求助。

患儿,男,2岁,因"呕吐、频繁腹泻伴发热3天"收治入院。患儿妈妈因患儿多日频繁呕吐、腹泻而心急如焚,又不了解诊治流程,误以为医护人员消极怠工,不及时诊治而大发雷霆。"孩子刚刚又腹泻了吗?尿不湿是刚换下的吗?"在旁的患儿妈妈叹了口气,点头表示默许。随即,我从患儿妈妈的手中接过尿不湿,打开查看排泄物的性状。"宝宝这次腹泻的量不多,前几次的量多吗?""比这次多一点,也不是很多,主要是没吃下东西。"患儿妈妈捋了捋耳后的头发回答道。"拉了这么多次,孩子有没有红屁股(臀红)?""肛门周围有点发红了。"患儿妈妈皱了皱眉,语气比之前缓和了些。"走,我和你去病房看看孩子的情况。"处理完尿不湿,我同患儿妈妈一道走向病房,去评估患儿的情况。

【点评】儿科,又称哑科。当患儿不具备准确表达能力时,只能用哭闹来表达身体的不适。这个时候多数家长担任患儿"代言人"的角色,往往存在着焦虑、知识缺乏、期望值过高的心理特征。当家长对医护人员产生不信任感,矛盾激化时,作为儿科护士,更应该学会换位思考,要有同情心。多理解、尊重家长,多表达对患儿的关心及家长情绪化的理解。

进入病房前,我再次使用手消液进行手卫生处置:"常见的引起孩子腹泻的病毒主要以粪—口途径传播,简单地说就是孩子吃进去的,感染后最常见的症状就是呕吐、腹泻。所以我们在照顾孩子的时候一定要认真做好个人手卫生。在孩子饭前便后还有换尿布的时候彻底清洗自己和孩子的双手,这样可以有效降低感染率。你看,病房门口外都有免洗手消毒液,每次换完尿布你都可以参照图上的洗手步骤进行手消毒,我也可以手把手教您。""你说的是,病从口入,经过这次教训,卫生方面我一定多注意。""不只是你哦,还有照顾孩子起居的家人们,你也要督促起来。"我拍了拍患儿妈妈的肩膀,与她一同走入病房,此时的宝宝正蜷缩在家属怀里。

【点评】患儿被视若珍宝,反复的病情变化时刻牵动着家长的心。患儿被收治入院后,家长对医院抱有极高的期望,想要立刻消除患儿的痛楚,用药要立竿见影,达到迅速治愈的效果。当患儿家长缺乏疾病相关知识,误以为医护人员工作怠慢、不够有责任心时,往往会产生矛盾。因此,我们在治疗前应及时向患者宣教疾病的相关知识及治疗过程中可能出现的症状,使患儿家长对疾病有大致的认识,这样可有效避免矛盾、纠纷的产生。一个拍肩膀的鼓励,可以拉近与患儿家长的距离,增进情感交流,提高信任度。

我蹲下来,摸了摸患儿的头,与他打了个招呼。在患儿家属的配合下,我轻轻地打开了尿不湿,查看患儿臀部皮肤。只见患儿臀部皮肤仍完整,但呈潮湿状,肛周隐约出现了小片状粉红色斑块。"你们看,由于孩子的皮肤长期暴露在粪便的潮湿环境中,会增加对皮肤的刺激,引起皮肤发红、皮疹,甚至出现破损、糜烂。您看,现在肛周皮肤已经发红了,如果不加强护理,那么还会加重。"我指着斑块处说道。"我们还蛮注意的，尿布换得还算勤，经常打开尿不湿看看孩子有没有解大便。""好的，你们有备用的护臀膏吗？""有的，有的。"患儿妈妈立刻从柜子里拿出一瓶护臀膏。在我的指导与示范下，患儿家长完成了臀部清洗及护臀膏涂抹润滑皮肤的护理工作。"谢谢你啊，手把手地教我们。今天才知道红屁股不能用擦拭法清理皮肤，以前都做错了，下次我们用你教的方法清洗。"患儿妈妈疲惫中夹杂着紧张无措的脸庞上终于露出了一丝笑容。"医生知道孩子频繁呕吐、腹泻会导致体液丢失和脱水，所以已经在给宝宝补液治疗了，宝宝现在挂的盐水就是给他补充水分、钠、钾和身体需要的其他元素，所以你不要太紧张。在不明确病因的情况下，滥用药不仅达不到治疗效果，还会导致肠道菌群平衡受到破坏，使保护屏障受损。""哦，原来是这样啊，不好意思啊，给你们添乱了。我们不懂，看着孩子又吐又拉，就顾着瞎着急了。"患儿妈妈为刚才的鲁莽不好意思地挠了挠头。" 我也有孩子，孩子生病换做谁都会着急的，都恨不得长出三头六臂来全心照顾他。这么几天下来，你们也很累了吧，自己也要好好休息。"在我皮肤护理及宣教知识结束后，患儿妈妈请我陪同至护士站，向刚才与她起争执的同事道了歉。

【点评】患儿家长往往缺乏医学相关知识，医护人员要为他们提供力所能及的帮助，使他们感受到关照与尊重。与患儿家长共同制订计划，进行护理干预，协助解决现存、潜在的问题。娴熟的操作、细致的护理是对患儿家长最大的鼓励和安慰，不仅能取得患儿家长的信任，还能为沟通打下良好的基础，促进患儿早日康复。与患儿家长建立起良好的相处模式，不仅能使护理人员在繁重工作环境下快乐工作，还能促进工作效率的提升。

过了半小时，检验报告显示患儿为"轮状病毒感染"。得知诊断后，我采取了床边隔离措施，并对患儿家长进行疾病知识、饮食、卫生宣教，再次强调了皮肤护理的重要性。得知该病为小儿常见、自限性疾病，患儿家长也放宽了心，不再慌张无措。

在医护人员及患儿家属的齐心配合下，住院期间患儿皮肤未出现失禁性皮炎，5天后治愈出院。

【点评】在儿科，需要用"耐心"去爱护患儿，用"热心"去帮助家长，用"真心"去打动家长。批评的话语让人厌烦，指责的话语使人感到屈辱，鼓励的话语使人感到宽慰，赞美的话语使人感到欣悦。合理运用人文关怀，及时与患儿家长交流并达成共识，最终打造一种和谐的护患沟通模式。

案例 4-18　一针见血

【典型事例】下午刚交完班,正准备下班,就看到 8 床患儿的爸爸抱着患儿,铁青着脸,怒气冲冲地跑到医生办公室向值班医生要门诊病历,然后拿起病历二话没说就回病房去了。我向责任护士了解了事情的原委,原来刚刚给患儿输液时,有一小部分液体渗出来了,于是护士重新扎了一针没扎进,患儿爸爸没吵闹,也没跟我们说什么,就是取走了病历。我们现在是丈二和尚摸不着头脑。患儿爸爸的意思是要转院?那还要不要继续输液呢?询问医生,医生也说不知道,眼看快 18:00 了。于是我来到病房想了解一下情况。两个家长正在整理东西,患儿爸爸向旁边的患儿妈妈吐槽:"我们又不是试验品,这里的护士技术这么差,我们去儿童专科医院打个留置针,再回来输液吧。"患儿妈妈应声附和着:"我们先去打针,其他回来再说。"

【点评】当护士遇到困难时,应先冷静思考,从患儿和家属的角度出发,把患儿急需解决的问题放在首位,了解事情的原委、家属的诉求,积极寻求团队合作,让家属感受到医护人员为其解决问题的积极态度。

于是我试着和患儿爸爸沟通:"您好,我是病区的高级责任护士,我愿意和护士长一起再给宝宝找找血管,我们把静脉显像仪也准备好了,血管可视化操作穿刺成功率会提高。你看现在天都快黑了,儿童医院那么远,到那边他们门诊也都已经下班了……"经过劝说,患儿妈妈表示同意,患儿爸爸则站在旁边没有任何表态。于是我把患儿抱到治疗室,仔细评估血管后,终于一针打上了,然后又耐心地向患儿家属讲解了留置针的相关注意事项……这时患儿爸爸的脸也由阴转晴了。

【点评】儿科是一个比较特殊的科室。一方面,在遇到患儿家属情绪不满时,要询问清楚事情的原委,判断患儿家属的担忧是什么,从而进行有针对性的处理。另一方面,护理人员应具备扎实的操作技能及良好的心理素质,在沟通时注意说话的语气及方式,注意通过非语言线索如身体姿势、面部表情、目光接触等倾听对方传达的非语言信息,避免激化矛盾。

事情解决后,我回到护士站。责任护士一直关注着事情的后续,见我回来,便凑上前问:"解决了吗?"我点点头说:"解决了,给孩子重新打了留置针。小朋友的针比较难打,作为儿科护士,我们一定要提高自己的穿刺技术,在遇到穿刺困难、家属情绪激动不能理解时,不要硬着头皮打,要根据血管分级,请相应级别的护士来穿刺,这样既能提高穿刺的成功率,又能避免矛盾产生。"

【点评】当产生医患矛盾时,在产生开始时往往是最好的补救时机,我们要能够抓住机会,及时地解决问题,减少纠纷的发生。

案例 4-19 预防病毒传播

【典型事例】人类轮状病毒是引起秋冬季婴幼儿腹泻的主要病原,其主要侵犯小肠上皮细胞,影响水和电解质的吸收,也影响肠上皮细胞部分酶的合成,使肠腔内形成高渗状态,导致大量液体移向肠腔而导致渗透性腹泻。2 岁以下是婴幼儿腹泻的发病高峰,尤其是 6 个月至 1 岁的婴儿。轮状病毒肠炎多急性起病,常伴有发热和上呼吸道感染症状,如咳嗽、流清涕等。发病初始多有呕吐,24 小时内出现腹泻,大便每日数次至数十次,为稀水样或蛋花汤样大便,无腥臭味。患儿常伴有不同程度的脱水、酸中毒及电解质紊乱。病程一般在 1 周左右。轮状病毒交叉感染一直是让儿科医生和护士感到比较棘手的问题,轮状病毒肠炎属于丙类传染病中的感染性腹泻(但没有规定必须送专科传染病医院诊治)。临床上,轮状病毒的传染性较强,可以通过接触、飞沫传播。

26 床是一位 6 个月因肺炎住院的患儿,昨天就开始又吐又拉,今天早上送检的粪便轮状病毒检查结果为阳性。隔壁病房 19 床是昨天晚上收住的一位 3 个月、因"发热、咳嗽伴呕吐"的患儿,今天早上出现腹泻,下午送检的粪便轮状病毒检查结果也为阳性。我是责任组长,又是高级责任护士,此时着急不已。旁边都是这么小的婴儿,儿科实习、轮转和进修的医生、护士又那么多,只要有一两个人手卫生做得不到位,就会导致院内交叉感染,病毒很快传播开来,到时可能就无法收场了。

【点评】预防交叉感染是儿科病房的重要工作,我们既要做好消毒隔离工作,也要避免产生不必要的纠纷,此时谈话的技巧很重要。一般宜选择合适的沟通场所单独沟通,既要让患儿家属明白预防交叉感染的重要性,配合治疗,又不能引起家属担忧、恐慌,影响治疗。

我先请二线值班医生详细查看两位患儿的病情,然后把 26 床患儿的妈妈请到医生办公室,一同看检验结果,告诉她患儿的病情,包括消毒隔离要求、配合治疗等注意事项,之后患儿妈妈忧心忡忡地回病房了。最后把 19

床患儿的妈妈请到医生办公室,同样告诉她患儿的病情,包括消毒隔离要求及注意事项,并告诉她需要进行转床处理,把患儿转到 25 床。这样将两个肠炎患儿集中到一个房间,可以更好地防止交叉感染。一切都在有条不紊地进行着。但是,当 26 床患儿妈妈听说还有一个患儿也是相同疾病时,马上就嚷嚷找医生,说一定是 19 床孩子传染给她家孩子的,坚决不让他们转过去。我赶紧过去先安慰一下她的情绪,再从发病、入住院的时间分析:"王××妈妈,在发病时间上,是你的孩子先发病,我把检验采样及结果报告时间均向她进行了展示。况且,前面两个孩子也不在一个病房,不可能是 19 床传染给你家宝宝的。两个病原一样的孩子住一起,也是保护你们,利于更好地做好消毒隔离工作,防止发生交叉感染。"跟 26 床患儿妈妈解释沟通了近 15 分钟后,患儿妈妈的情绪终于稳定了下来,愿意配合我们。我们在征得 26 床同意后,也迅速在夜班医生来之前把病床转好了。

【点评】目前,医院里轮转、规培和进修的医生、护士比较多,受职责或能力所限,很多事情他们没有权限或不能及时进行处理,在遇到类似情况时,一定要及时请示上级,让其知晓组内患者的情况并根据上级指示采取相应的措施。在遇到类似事件时,高级责任护士及主管医生与家属单独沟通的效果会比较好。另外,对于此类涉及院内感染的隐患事件,在早期阶段就应进行积极的消毒隔离处理,防止病毒传播;要积极地与患儿家属沟通,使其明白配合治疗的必要性,避免发生交叉感染。

◎肿瘤病房护患沟通

▬ 案例 4-20　用耐心换理解

【典型事例】近几年来,甲状腺癌的发病率逐年增高,而口服左甲状腺素钠片是术后防止复发的基本手段。如何将甲状腺激素调整至最佳水平,需要患者定期进行复查,查看甲状腺功能。

周二,一位甲状腺癌术后 2 年的患者林×(女,50 岁)来院复诊,接诊的张医生根据患者术后主诉和甲状腺功能报告,将患者口服的左甲状腺素钠片剂量从 2 片调整到 2.5 片,并告知 1 个月后复查甲状腺功能。可是患者听后马上不高兴,用指责的口吻说:"医生,你怎么能让我吃这么多药,药又不是饭,药副作用很大的。"医生向她仔细解释:"你术后最终的病理报告是甲状腺乳头状癌,虽然甲状腺功能在正常范围内,但是其中促甲状腺激素(TSH)的值需要控制得更低,才能降低术后癌症复发的概率,所以需要加大口服左甲状腺素钠片的剂量。"但患者仍坚持不吃这么多药,还嘟嘟囔囔地说:"你们医生就是为了多开药,所以才让我们吃这么多。"这个时候张医生有点不耐烦地说:"药吃多吃少是根据病情来定的,不是根据个人意愿来定的,你不信可以找其他医生再看一下,我这边还有好多患者等着,你自己再考虑一下。"

【点评】所谓隔行如隔山,医生根据检验指标调整服药的剂量,这是对患者负责。但是,对部分患者来说,他们不理解方案调整的原因,所以难以接受,而医生觉得已经解释得非常透彻,此时双方往往会产生矛盾。

这时患者生气道:"你这个医生态度怎么这么差,这么不耐烦,我要去投诉你。"于是两人你一句我一句吵了起来。听到争吵的声音,我和彭医生赶紧过去了解情况。知道争吵原因后,我赶紧让彭医生劝慰张医生,我则把患者带到了护士办公室。

【点评】在医生和患者双方情绪都非常激动时进行劝解易导致矛盾激化,此时应分开矛盾双方,相互冷静,有利于缓解彼此的紧张情绪,并给对方冷静的空间,同时让第三方出面劝说,消除误会,也是非常好的选择。

我跟患者说:"你都是我们科室的老朋友了,你还不知道张医生的为人吗,他没有架子,对患者也很热情,就是脾气直一点,再说后面确实有很多患者在等着看病呢。""我就是想再商量一下能不能少吃点药,他就不耐烦了,一点也不替我们着想。"听到患者的话,我真的被气笑了,药物的剂量还能讨价还价,于是我耐着性子跟患者解释:"左甲状腺素钠片其实跟我们人体分泌的甲状腺素成分是一样的,副作用非常小,但是如果口服的剂量不够,危害就会非常大,甲状腺癌易复发,而且会出现甲减等症状,对于后期身体的健康非常不利。""不会吧,你不要故意吓我哦。""我怎么会吓你呢,你自己可以上网查资料。再说了,你看这么多复查的患者,哪个像你一样因为吃药还讨价还价的,又不是小孩子,回去后你不但要按照医生告诉你的剂量按时吃,还要注意定时来复查……"于是我又跟患者宣教了一遍服药的注意事项,最后患者终于能平静接受加量服药的事实,并向张医生道了歉。同时,张医生也再次告知服用左甲状腺素钠片的重要性,事情终于在大家的努力下圆满解决了。

【点评】患者对事件本身的认知会直接影响后续的理解。该案例说明医护人员对疾病知识的宣教和解释还不够到位，导致患者缺乏服药依从性，在治疗上无法与医护人员达成共识，从而导致矛盾的产生。

案例 4-21 "多多益善"的治疗时间

【典型事例】今天是周一，又是一个出入院的高峰。正当我忙着安排住院患者时，一位低年资的护士向我求救："周老师，有位门诊做治疗的汪阿姨，一定要躺在 26 床患者床上做治疗，我告诉她 26 床有患者，不能躺，但她就是不听，非要躺在床上，还一个劲地说我不照顾她、态度差，你能帮我处理一下吗？"我处理好手里的事情，来到 26 床这个房间，我看到患者就想起了她的基本情况。汪阿姨，70 岁，乳腺癌术后，因为疾病的原因，家里人对她百依百顺，所以住院期间非常自我，有些霸道，就像被宠坏了的孩子一样，凡事一定要以她为中心，在住院期间没少发脾气，原来她住 26 床，所以今天一来就直奔 26 床。

【点评】在老年人的身心特点中，自尊心比较强，有些老年人常以长者自居，喜欢周围人尊敬他，服从他，对他百依百顺，稍不遂意就会大发脾气。

于是我来到她身边，和她聊起家常，又是夸她衣服漂亮，又是夸她子女孝顺，边走边说，把她带到了医生办公室。

【点评】在沟通过程中，如果遇到与患者沟通无效，那么可以尝试转移沟通话题来化解僵局，如使用赞美的语言，使人的自尊心、荣誉感得到满足，让人感到愉悦和鼓舞，从而对赞美者产生亲切感，相互间的交际氛围也会大大改善。

看到患者情绪有所缓和后，我对患者说："汪阿姨，现在 26 床有新病人了，她呢下去做检查了，回来后也马上要挂盐水，她的病可比你严重多啦，而且现在床位是她的，她一定不乐意其他人躺在她的床上。假设如果是您在住院，其他陌生人躺在您的床上，您会如何想。"说完这些，老太太想躺在 26 床床上的意愿已经不那么强烈了，但是她又开出新条件："我不睡 26 床也可以，但是热疗的时间我要增加，要做 1 小时。"我解释道："这个治疗有它最理想的时间范围，少做呢达不到效果，多做则可能产生一定的副作用。就比如您要做的这个热疗，它的建议时间是每次 20～30 分钟，超过 30 分钟，就可能发生烫伤、局部疼痛加剧等。我们的治疗肯定都希望达到一个最佳的治疗效果,如果为了多做半个小时而导致风险增加,那不是适得其反嘛,你说多不值当呀。"最后,汪阿姨在我的劝说下,没有坚持,按时完成治疗就愉快地回家了。

【点评】老年患者心理变化中也有返童心理的表现,医护人员对待这类老年人,既不能真把他们当作儿童进行沟通,也不能当成普通患者对待。要站在老年人的角度耐心解释,在评估事件的利害后,在条件允许的前提下顺从老年人的意愿,也是一种处理方法。

■ 案例 4-22 "多此一举"的缝针

【典型事例】12床翁老,肿瘤晚期,外周静脉条件差,经联系后,周三下午麻醉科医生来病房为患者行床边中心静脉穿刺。我在一旁一边安慰患者,缓解他的紧张情绪,一边协助医生给患者摆好体位、准备物品等。穿刺非常顺利,一针见血,几秒送导管成功。穿刺结束后,为了能稳妥固定,医生进行缝合固定,本以为这么顺利,家属应该和我的心情一样,会很感谢医生,没想到患者家属进来看到缝线后,当着医生的面表示了她的不满:"我们在别的医院也穿过几次,从来都没有缝针,你真是残忍,罪过啊!"我看穿刺的医生已经面露不快,赶紧跟他说:"你的技术很好,家属不了解,你千万别生气。你先回去吧,我会和家属解释的,真的非常感谢你!"

【点评】家属有误会,医生也委屈,这时候如果两边产生矛盾,最好的办法就是隔离分开,由第三方来分别做安抚和解释,以消除误会。

麻醉医生离开后,我先安顿好患者,然后与患者家属进行沟通:"阿姨,我知道您现在心疼翁老,看到他吃点苦,您比他还难受。为了能在旁边多陪陪翁老,24小时都亲自照顾他,您也很辛苦!"阿姨听了连忙说:"我那是应该的,说实话累是累的,但在最后的时间里我想陪在他旁边,儿子们上班也很忙,我也心疼他们,我自己辛苦点没关系的。"

【点评】医护与家属之间的关系是医护患关系的延伸,尤其对于肿瘤晚期患者,安抚好家属往往可以起到事半功倍的效果。沟通时不急着解释,可采取移情的方式先缓和一下气氛,理解并体谅家属的感受,以起到润滑剂的作用。

打开了话题,接下来就好沟通了。我向阿姨解释了需要缝针的原因:

"穿刺后缝针是便于固定,使导管不易滑脱,尤其在每周维护更换敷贴时,如果没有缝针,导管滑脱的风险就很高。在穿刺前医生打了局部麻醉针,缝合时翁老是不痛的。我们医院一直都有缝合的操作流程,给别的患者也是这样操作的。"经过一番解释,阿姨也消除了不愉快,表示理解。于是我又趁热打铁说:"本来是要去手术室穿刺的,但考虑到翁老病情重,不方便转运,穿刺医生也是百忙中抽出时间过来,技术也很好,很快就成功了。"听完我的解释后,此时患者家属已经完全理解我们的操作,也感觉刚才言辞不当,连声说道:"谢谢! 谢谢! 麻烦你跟刚才的医生也转达一下我的谢意,刚才实在是不好意思!"

【点评】在恰当的时候,通过有效的解释,提高患者家属对医生的信任度,消除之前的误会。

接下来几天,翁老及家属非常配合我们的护理工作,关系非常和谐。

案例 4-23 任性的"出走"

【典型事例】科里收治了一位因反复肠梗阻而住院多次的肿瘤晚期老年女性患者,这位患者病情未见好转,住院时间长,和我们医生护士也比较熟悉,大家都知道她脾气急躁,情绪波动大,性格冲动。在院陪护的是她的老伴,可能由于年龄大,做事不十分利索,在病房经常与患者吵架。终于有一天,患者恼火了,起床说要离院回家,然后自己径直冲进电梯执意要走。老伴怎么拉都拉不住,并不停叫护士帮忙,还持续大声喊:"你们医生护士都不管事啊,她要回家你们都不管的。"当时正值中午休息,听到外面的吵闹声,我出来询问了当班护士事情的经过。了解事情原委后,我看形势不对,便也进入电梯劝说患者回病房,但是患者情绪异常激动,还不停地打我的手,而此时患者的老伴并没有跟随而来。我只能默默跟随她走着,到了急诊室门口,在门口安保人员的帮助下才拉住患者,暂时将其安置在急诊室床上休息。

【点评】此时患者正处于情绪异常激动阶段,可采用非语言沟通的技巧,如沉默和陪伴来缓解患者激动的情绪,医患双方建立信任关系。

我请急诊室护士帮忙让科里同事联系患者的女儿,平时两老最听女儿的话,所以我希望她来院帮助我们一起安慰患者。我协助患者到床上休息,然后把床帘拉上,跟她聊为什么要回家,耐心地听她诉说。原来患者因为住院时间长,疾病又反复导致心情很差;再看到老伴因为她不能在家好好休息,眼看他的身体状况也越来越差,所以心里着急,越着急脾气就越大,还时不时地与老伴吵架,希望赶快出院。今天也是因为小事吵起来了,就演变成现在这个样子。知道整个事情经过后,我汇报给主管医生。

【点评】在沟通的过程中,尽可能提供私密的个人空间,这样有利于患者情绪的宣泄和表达。护理人员要通过倾听来了解患者的真实想法,注重患者的个人感受,必要时可请亲近的家属协助处理。

10分钟后,主管医生赶到了急诊室,耐心地向患者解释她目前的病情需要在院继续治疗,暂时不能出院回家。如果一定要出院,那么前面的治疗就前功尽弃了,一切又要从头开始,不但会增加经济负担,而且人也会受不少罪。半小时后,患者的女儿来到了医院,看到我们医生、护士都陪着她妈妈聊天,顿时非常感动,她拉着患者的手说:"妈妈,你现在什么都不要想,我们全家人在一起比什么都强,你就当为了再多陪我们几年,配合医生、护士好好治疗,行吗?再说了,医生、护士他们多忙啊,你这样一闹,增加他们多少工作量啊。"患者听了大家一番劝说后,心里也明白了利害关系,同时对自己刚才的行为感到难为情,不好意思地说了一句:"我们回病房去吧。"

【点评】事情最终得到圆满解决,患者返回病房,安心配合治疗,家属继续陪伴。这件事情发生在午休时间,也是护理人力薄弱的阶段,作为科室工作人员,当出现突发情况时,要义无反顾地出面解决,防止发生意外,杜绝安全隐患。

■ 案例4-24 打开心结

【典型事例】最近科里连续收治了3位不满28岁的乳腺癌患者,因为年轻,所以患者和家属都难以接受。比如28床患者杨×,未婚,被诊断为乳腺癌收入院。从周三确诊开始到周五,已经哭了不下10次,尽管责任护士已给予安慰,但对患者来说显得有些苍白无力,无济于事。今天我在巡视病房时,看见她蜷缩在病床上,满面泪痕。于是,我选择陪在她身边,递给她一张纸巾,然后轻轻地拍拍她的背,告诉她:"杨×,哭吧,哭吧,哭出来可能感觉好受点。等哭完再休息会,我们来了解一下乳腺癌这个病。也只有了解了它,我们才能战胜它。"

【点评】在沟通的过程中,我们不仅要观察患者的说话方式、面部表情、情绪和身体姿势,还要注意我们自己的非语言行为,使用共情,促进沟通的顺利进行。

在她停止哭泣后,我向她讲解了她目前的病情,介绍了乳腺癌的一些基本知识、治疗方法以及预后,目前需要她配合做好哪些检查等。对于乳腺癌较好的手术效果和预后我进行了重点讲解,讲解后感觉患者的情绪慢慢稳定了下来。针对这类年轻患者,经验告诉我们,病友的现身说教更具说服力。于是,在征得另外一位相似病情的病友同意后,我带她来到了小李床边。小李刚做完乳房重建术。两个姑娘见面后,慢慢打开了话匣子,小李向小杨讲述了手术前后的心路历程,还特意告知小杨术后的一些注意事项。这时的小杨似乎没有那么害怕手术了。最后,小李还安慰道:"我发病时年纪比你还小呢,病情也比你的重,刚开始得知病情的时候,我整个人都崩溃了,每天都是以泪洗面,都没有了活的勇气……可是无论我怎么伤心和愤怒,病已经在身上了,这些负性情绪于事无补呀。哭过、闹过,后来心态慢慢调整过来了,既然伤心没用,那我为什么不能开开心心地过好当下的每一天呢。后期通过有效的治疗,当然过程会有很多波折和无奈,但现在我已经能从容地站在大家的面前。我的感悟是,在治疗的道路上,不管自己还是家人,都不能放弃,不能泄气,只要坚持,保持好心情,相信奇迹总会发生。目前,事实证明也如此呢!"

【点评】患者受知识水平的限制,往往对疾病不了解。医护人员要向患者详细介绍疾病相关知识,帮助患者走出误区。沟通的有效进行并不局限于医护患之间,有时我们需要借助其他患者的现身说法,可以起到事半功倍的效果。

乳腺癌会给患者及其家庭带来巨大的打击,尤其对年轻的乳腺癌患者,处于未婚或未育阶段,她们往往会有更多的顾虑。这就需要我们尽力去帮助她们,让她们正确面对疾病,树立积极治疗的信心,配合医生完成规范治疗。

【点评】恰当的人文关怀,促使医护患关系更加和谐,并增加患者对治疗的依从性。

案例 4-25　生存

【典型事例】年轻时,每个人都会有初始的梦想,但经过社会与现实的洗礼之后,很多人会放弃所谓的梦想,把理想深深地埋在心底,只想将当下的生活过好，过踏实，就足够了。殊不知，过好当下的生活也是那么的不易。

2周前，病房来了一位丹毒患者，看着他花白的头发、佝偻的身躯，绝不会想到这是一个正值壮年的男子。询问病史后了解到，患者在5天前出现右上肢疼痛，当时没有引起重视，2天前右手出现发红、肿胀等症状来医院门诊就诊，门诊治疗效果不明显后才来住院。了解情况后，我觉得该男子就是一个普通的患者，也就没有多加关注。

【点评】每个患者入院后我们都应该仔细询问，了解患者的具体情况，有时因为我们一个小小的疏忽，会让我们失去与患者深入沟通的机会，错失一些重要信息。

2天后，我和主管医生一同查房，主任对该患者说他的病灶已经侵入骨髓，无法保守治疗，只能转到骨科进行截肢手术。当时我很震惊，病房里收治不少丹毒患者，有比他年龄大的，也有基础疾病比他多的，可是都没有这么严重，怎么会这样呢？正在我百思不得其解之际，该患者却很淡定地说："我知道，原来也这样过，我听你们安排吧。"查房结束后，我来到该患者的床边，询问他之前的情况。然后他慢慢地告诉了我有关他的故事。

该患者是××人，家在山里，因为没什么文化，找不到什么好工作，只能在家务农。当时全家承包了一片茶园，茶园在半山腰，瘦弱的他每天挑担爬山，爬两次后就没力气了，但是这样根本无法养家糊口，怎么办呢？一个偶然的机会，他听村里人说，有一种白色的小药片能增加人的体力，这样就能多干活，多赚钱。于是他抱着试试的心态开始口服这种白色的小药片，果然觉得体力好了很多。就这样，每当茶叶发芽时，他就开始口服白色小药片，每天奔波在山路之间，为的就是能让家里的孩子吃饱、穿暖，能上学。

这药他一吃就吃了好长时间，慢慢的，孩子大了，日子也好了些。这些年他经常会出现胃痛，全身肌肉酸痛，但是他都没当回事，依然为生计忙碌着。直到2年前，他的右下肢也出现过这样的情况，最后保守治疗无效，只能手术治疗。后来，医生告诉他，他服用的药是一种激素，在这十多年的时间里，长期服用激素，已经把他的身体掏空了，慢慢的，身体不断出现各种各样的问题……望着他未老先衰的面容，我傻傻地说了一句："你怎么这么傻，药也能随便乱吃吗？""是啊，药不能随便吃，可如果回到过去，我还会这么做，要不然，一大家子人怎么办？"

【点评】生活中有太多的无奈和痛苦，对于住院患者，我们要时刻关注治疗是否有效果，症状有没有改善；同时，我们还需要停下脚步，学会倾听患者的心声，让他们的心灵得到释放。

第2天，患者转去了骨科，我没有再去关注他的后续，因为我不忍心，也没有勇气。在我们每天接触的患者中，也许有很多患者有这样那样的不得已，所以我们能做的只有尽力去帮助，常常去安慰。

"为了生活，人们四处奔波，却在命运中交错，多少岁月，凝聚成这一刻，期待着旧梦重圆。"这首歌当初红遍了大江南北，我想除了歌本身的魅力外，更多的是引起了很多人的共鸣。当初年少的我，无法深刻地理解这样的感受，慢慢的，我也为人妻，为人母，经历了世事沧桑，看着身边人的变迁，才知道生活不易，且行且珍惜。

【点评】生老病死是生命的自然规律，疾病是人类不可避免的。尽管现代医学有了长足的进步，但对于许多疾病，目前人类依然束手无策。面对这类患者，我们医务人员应该给予更多的帮助和安慰，要时刻铭记：有时，去治愈；常常，去帮助；总是，去安慰。

案例 4-26　生命的支柱

【典型事例】在医院来来往往、熙熙攘攘的人群里，总有这样一群人，他们行色匆匆，面带倦意，医院和家两边跑。他们不是患者，却常年待在医院里；他们不是患者，却和医生交流最多；他们不是患者，却往往比患者更加痛苦。在患者面前，他们要强颜欢笑；当独自一人时，巨大的恐惧和疲惫吞噬着他们。他们就是癌症患者的家属。

【点评】当癌症突然降临时，不论是对患者本人还是对患者家属，都是一件让人难以接受的事情。在现实生活中，医生考虑到患者本人的情绪，通常会先将诊断结果告诉家属，家属是首先得知诊断结果的第一人，接着很多家属会陷入是否将诊断结果告知患者的矛盾中。作为家属，陪伴着至亲抗击病魔，目睹着自己的亲人承受痛苦却无计可施，那种无助感是最折磨人的；同时，由于前途未知，家属还要承担至亲可能随时离去的不安。

在现代社会，工作生活压力大，环境污染，导致癌症发病率逐年升高。10年前，我还在肿瘤内科病房工作，旁观生离死别，心里百感交集，但要做到心如止水，我们的工作不允许我们停下来悲伤，还有其他患者需要我们冷静地去护理。10年过去了，曾经在一次夜班时，与一位患者家属的交谈则让我始终无法忘怀。

那是一个前夜班，经历一场抢救后，我在护士站书写护理文书。临近午夜，病房里非常安静，能听到的只有心电监护的声音。这时这位被抢救患者的家属过来说："我能在护士站坐一会儿吗？"这位家属是患者的老公。刚才被抢救的患者是一位中年女性，肺癌晚期。我回复道："她睡着了，当然可以。"家属带着无奈的声音说："嗯，应该止痛药起作用了。她睡着了，估计这次是挺不过去了，也就这两天的事了。"事实确实如此，但是我实在不忍心说出口，只能沉默。"我知道，这么多年下来了，我心里有数，也有这个心理准备……"听到这里，我的眼泪没有忍住。同样，作为一位癌症患者家属的我，也经历过这种痛苦和无奈的时刻。活着的人还是要面对生活，逝去的人撇下了这辈子所有的记忆离开了，留给活着的人却是无止境的回忆和无法释怀的过往。

【点评】当死亡无法避免时，我们可以以沉默来表达共情，让患者家属宣泄情绪，使他们在无声中获得情感的支持。如果条件允许，患者家属可以尽力为患者做一些有意义的事情来弥补遗憾。人生很长，人生也很短，未来不可预知，所有的谜底也无法揭晓，我们要认真地过好每一天。

■ 案例 4-27　因人制宜

【典型事例】最近病房里收治了一位转移性肝癌患者，80多岁，患有阿尔茨海默病，日常治疗及护理时有不配合的情况出现。有一天，患者的陪护阿姨匆匆忙忙跑来护士站，焦急地对我说："封老师，老爷子不肯吃药，这该怎么办呢？"我果断地说："我来吧。"放下手里的工作，我立即赶往病房。

【点评】接到患者及家属的求助要立即处理，不管最后的处理结果如何，急患者之所急，想患者之所想的处事态度可以得到患者及家属的认可，提高患者及家属的满意度。

还没到病房，我就听见了患者的大嗓门。走到床旁，只见患者嘴里含糊不清地在说些什么，口服的凝血酶粉也没吃。我发现每当陪护阿姨把杯子及吸管靠近患者时，都会被他的手给推回来，他用他的行为表达了他的抗拒。不知是老人不想别人喂，还是不想服药。家属也很为难，只能不知所措地站在那儿。经过几天的接触，我了解到这位患者的基本情况，老爷子以前是部队的飞行员，曾经非常的威武，无比令人羡慕。于是我灵机一动，就想到了一招，我走到老人的面前，俯身温和地对他说："李老，听说您以前是部队飞行员,是吧？哎哟,开飞机的离休干部我可是第一个见呢,您真了不起!"

【点评】人际交往是人们在生产或生活中所建立的一种社会关系,认同他飞行员出身,使患者对医护人员产生认同感,关系的建立有利于情感交流。沟通前了解患者的文化水平、年龄、疾病等,沟通时注意观察患者的情绪变化,随时调整沟通策略。首先不宜初始就谈及服药,可以从患者感兴趣的事物聊起,老同志都愿意提起往事,对以前的事物印象比较深刻,提及往事可以拉近护患之间的情感距离,让沟通更融洽、更容易。

这时患者立刻停下了嘟囔,抬起头笑眯眯地看着我说:"你也当过兵啊?"我笑着对他说:"我没有当过兵,不过我可崇拜军人啦。军人有非常强的组织性和纪律性,执行力也是最强的,您说是不是啊?""那当然,军令如山嘛。""李老,现在您虽然在医院,可是您还是军人呀,医院和部队一样,都有严格的纪律,在部队要听部队领导的,在医院是不是要听我们医护人员啊?所以到点了一定要按时吃药,这样病才会好,您说是不是啊?"

【点评】沟通方法因人而异,患者以往的经历是一个很好的切入点,在看似闲聊的过程中,我们很自然将话题地转移到沟通的主要目的,衔接过渡很自然,劝说工作也就比较容易进行。

虽然此时患者没有说话,但从患者的眼神里我已经看到了默认,他不再抗拒,于是我趁热打铁,把杯子拿在手上,吸管靠近他的嘴边,说:"李老,我来帮您吧。"没想到这个时候,倔强的李老主动接过杯子,滋溜两下就喝完了药物,喝完还用傲娇的小眼神看着我,他在无声地表示:"看我这个老兵多棒!快来夸我呀!"我不负他所望,笑着对李老竖起了大拇指,李老顿时又骄傲地哈哈大笑。家属及陪护阿姨松了一口气,偷偷地向我竖起大拇指。

【点评】对待患者要热情,因为热情就如同茫茫人海中闪烁的导航灯,通常人都喜欢和亲近那些对自己热情的人。看到患者有默认、不再抗拒服药的表情,要趁热打铁,及时抓住沟通主题,达到沟通的目的。

◎重症监护室护患沟通

■ 案例4-28　泪水引发的冲突

【典型事例】一天下午,刚好是家属探望时间,我正在巡视病房,听到从

12床周边传来家属响亮的吵闹声,于是赶紧过去查看,正好看到患者的儿子在大声地质问管床护士:"你怎么这样对待我爸爸,我要投诉你。"对此,管床护士感到很委屈。

我婉转地对家属说:"您好!我是科室的高级责任护士,您先不要生气,有事跟我说吧。我们这里都是重症病人,需要休息,我们到沟通室说吧。"我把家属引到医患沟通室,请家属先坐下来,询问家属事情具体情况。

【点评】在探视时间,病室环境往往十分嘈杂,不利于安抚患者和(或)家属,如果患者和(或)家属有过激的言行,就会导致事态扩大。因此,沟通应先排除环境不良因素的干扰,选择合适的场所——安静的医患沟通室;而单独沟通有利于我们专注于倾听对方诉说,从而顺利解决问题。恰如其分的称谓和自我介绍会拉近医护人员与患者和(或)家属的距离,提高患者和(或)家属对医护人员的信任度。

家属向我讲述了整个事情的经过,原因是下午3:00探视时间一到,家属进来就看到老爸眼角有眼泪,非常难过。而护士此时还继续给他爸爸吸痰,家属十分心疼老爸,就对护士说不要吸了,先把眼泪擦掉,但管床护士仍继续吸痰,于是就出现了以上一幕。

【点评】倾听时一定要全神贯注,集中精力,在倾听的过程中不要急于表态,尤其在听到批评或不同意见时,不要激动,不要急于发言,耐心听完家属的全部描述,冷静、客观地接收对方的信息,不可随意打断对方的思路。

听了患者家属的话,我就对他说:"老爷子刚好做CT回来,我们评估了他的情况,肺部的痰比较多,所以我们责任护士就想着要赶紧给您父亲吸痰,否则会导致窒息。在吸痰的过程中会有点刺激,您父亲因为难受难免会有点眼泪流出,操作完成后我们马上会把眼泪擦掉。您真孝顺,一来就看到了细节。"

【点评】人非草木,孰能无情。要学会换位思考,理解家属的心情。说服对方,先动之以情——肯定患者受苦了,引起情感的共鸣,增强说服的效果,然后用简单、通俗易懂的医学知识做好解释。

患者儿子听我这样一讲,有点不好意思地说:"我爸在这里住了有段时间了,我们心里真的非常难受,我刚才可能脾气有点急躁,对于医学知识也不是很懂,所以说话有点冲,实在不好意思。你这么说,我就明白了。"我笑着对他说:"没事的,我们能理解,如果换成我们是家属,我们也有可能跟你有类似的想法。"家属听完后向管床护士表示抱歉,探视结束离开时还不停地在说谢谢。

【点评】准确理解信息的含义是沟通的关键,医护人员要有宽容的心态和度量,患者家属理解了护理人员所传达的信息,最终双方达成共识,家属向护理人员就自己之前的行为表达了歉意,矛盾也随之化解。

案例 4-29　办法总比困难多

【典型事例】急诊 ICU 收治的 1 床是一位肺部感染、心力衰竭的患者,入院时带入多处 3 期及以上压力性损伤。请伤口造口专科护理团队会诊后,考虑患者一般情况差,清创可能导致溃烂面积扩大,建议局部予泡沫贴和银离子敷料,后期根据治疗效果再做进一步处理。因渗液较多,需每天为患者更换压力性损伤护理产品,我们向家属告知了这一情况,家属表示接受小组的建议。

几天后,在家属探视时,责任护士告知患者儿子:"你爸爸的泡沫贴和银离子敷料快用完了,明天再去买点带来。"患者儿子一听,立即气势汹汹地说:"这么快又用光了,我们已经为这个花了很多钱了,我爸爸住院这么多天了,你们这么大的医院连这么个烂屁股都看不好,在弄什么呀!我不买了,该怎样你们自己看着办吧。"

我听见后赶紧到患者床边,安抚家属:"你别这么激动,我们有话好好说,你爸爸现在病情好转了,镇静剂也不用了,你说的话他都能听到,等会儿你爸爸要不高兴了。"家属一听,声音立刻小了下来:"单护士,这么个烂屁股,你们怎么就弄不好呢? 不就是肉烂了吗,挖了重新长不就行了吗?"

我耐心地向家属解释:"你不要小看这个烂屁股,它可不像你想的和说的那么简单。别看它表面看起来不厉害,其实这黑痂里烂的程度如何,我们现在还不知道,有些已经很深了。加上你爸爸前几天病情重,白蛋白指标又低,营养不好,他的损伤又那么严重,刚住院的时候很多处都是坏死的,我们每天花很多时间和精力在给他治疗,还把医院的伤口造口专科护理团队的老师请来会诊。现在你爸爸几处相对轻的压疮已基本愈合,其他几处也正慢慢好起来,但这需要你们的配合,你这个样子不管了,前面的努力岂不付诸东流啦?"

【点评】要真诚地向家属讲明患者的实际情况。人际交往的心理规则告诉我们,打动人的最好方式就是真诚,唯有真诚才能进行有效的沟通。即使是不好的事情,人们也更愿意听到真话,而不是经过粉饰的虚情假意。真诚可以换来患方对医护人员的信任。

患者儿子说:"实话实说,这些材料有些贵,这样我们有点吃不消啊!"我说:"屁股烂了如果不处理,严重时会引起全身感染,到时花费更多,还不如现在及时治疗。等你爸爸病情稳定些,我们可以帮你们联系专科医院,治疗效果更好,你看行不行?"家属一听,立即高兴地说:"真的?那太好了,谢谢你。其实我知道你们都是为了我爸爸好,我也不可能不管我爸爸,就是家里条件有限……你们这么说,我就明白了,明天我肯定会把东西都带来的,刚才我态度不好,你别介意。"

【点评】医患共同决策,适当分享自己的想法,让患者家属主动参与决策,探讨治疗选择,协商一个护患双方都能接受的计划,在可供选择的方案中标出自己的平衡点或优先选择,确定患者的优先选择,并提供每种选择的风险和获益的信息。

我笑笑说:"没关系,你们的心情我们能理解,大家的目的是一致的,都希望你爸爸能早日痊愈,尽早回家。以后有什么事情可以找我,千万不要这么激动了哦。赶紧去和你爸爸说说话吧,让他老人家也高兴高兴,要多鼓励鼓励他。"家属有点不好意思地笑着点头。

【点评】在和患者及家属谈话的过程中,多使用"我们"一词,可以拉近护患之间的距离,让患者及家属产生认同感,易形成融洽的沟通氛围。这在心理学上称为"卷入效果"。

看着家属的背影,我感觉自己的付出还是值得的。

案例 4-30　信任的温度

【典型事例】某一天,在家属探视时间,医生办公室忽然传出家属的吵闹声。2床患者的儿子大声地朝医生喊:"我爸的毛病到底怎么了,你们都不尽力,反正不是你们的亲人,你们都不急的。"我连忙过去劝说,并请患者儿子到沟通室聊一聊。

原因是患者入我科已半月有余,已行手术,但术后高热一直不退。患者儿子在跟医生谈话时,问起他爸的病情怎么治疗这么多天还没好转,可不可以电话问一下上次外院请来的专家。医生告诉患者儿子,他们也很尽力,每天都在对病情进行讨论分析。请外院专家是可以的,我们帮您联系,但可能时间上没那么快。患者儿子听了就不乐意了,感到很委屈,说:"我这么配合你们医生,你们说啥我都服从,你们现在又这么说,我能不急起来吗?"

【点评】有效倾听对妥善解决问题至关重要,不论患者情绪如何激动,陈述是否明白,都要耐心倾听,并表达共情,使家属不满情绪得到宣泄,逐渐恢复平静。

了解了整件事情的经过后,我开始和患者儿子沟通,首先我告诉他:"是的,你爸受苦了,但他的毛病的确复杂,我们已经请专家都进行了会诊。医生们每天都关心你爸的病情,特别是刚跟你沟通的那位医生,他是你爸的主管医生,对你爸的病情十分上心。但目前医学技术仍有局限,并不是每种疾病都能被很快找到原因药到病除的。我们也希望你爸爸一天天地好起来,尽快康复出院。我把我们朱主任请过来,再把你爸爸的病情和你沟通一下。"朱主任过来后又和他详细地谈了他爸爸目前的病情以及诊疗计划,并再次联系外院的专家进行会诊。

【点评】首先,运用移情来理解并体谅家属的感受,明确表达你认可家属的观点和感受,这在一定程度上能达成心理上的共识,拉近双方的距离。其次,适当地与患者沟通,肯定医生对患者的负责态度,树立医生的正面形象。最后,从患者家属的角度出发,尽可能地满足家属的合理需求,达到沟通的效果。

家属听完我和朱主任的话,说:"马老师,我也知道你们都在尽力为我爸治病,哎,他都住了半个多月了,我也是心里着急呀,刚才有点急躁了,希望你们能谅解。"我回答道:"没关系的,你愿意理解配合我们,已经做得很好了,真的不容易。"

【点评】ICU 患者家属探视有规定的时间,医患沟通时间有限,家属长时间等待易产生焦虑、烦躁等情绪。作为医护人员,应给予患者及家属充分的精神支持,感同身受,取得患者和家属的信任,使他们积极配合治疗。

案例 4-31　清醒的思念

【典型事例】黎明,像一把利剑,劈开夜幕,零零碎碎的微光透过玻璃窗户洒入,洒在病房里医护人员来来回回穿梭的身影上,洒在监测生命的机器上,洒在一张张被人思念的脸庞上……忙碌的夜班仍然在持续着。

正在给患者进行晨间护理的我们突然被一阵剧烈的手敲床档的声音一

惊,我转过身一看,原来隔壁床的王大伯醒了,只见他牙齿紧咬口插管,想要说话却说不出,表情十分痛苦。我赶紧走到他的床边,面带微笑,握住他的手说:"大伯,我是您的管床护士小张,您昨天做了手术,现在是在监护室,别害怕,有什么事情就跟我们说。"王大伯紧张的情绪也有所缓解。

【点评】在与患者沟通过程中,第一印象是非常重要的,当患者从术后麻醉中醒来时,陌生的环境和陌生的人会使患者产生紧张感。这时医护人员与患者适当的肢体接触可以拉近与患者的距离,并耐心地和患者解释其当下所处的环境、病情和手术进行的状态,嘱患者放轻松,不要紧张,这在一定程度上可以缓解患者的不安情绪。

王大伯的眼睛连续眨了几下,用请求的眼神看着我,我不太清楚他具体想表达什么,就问他:"大伯,您是有什么事情吗? 是的话您就点点头,不是您就摇摇头。"看见他使劲地点头,然后我问他:"是不是喉咙里有痰?"大伯摇摇头,眼神里透露出想要被理解的渴望。他抬起了被约束着的右手比画了几下,我意识到他可能是想写字吧。"大伯,要不这样,我把纸和笔给你,你有什么想说的,你写下来,好不好?"我征求着他的意见。他听到我这么说,稍微犹豫了一下,随后拼命点头,同意我的做法。

【点评】在 ICU,大部分患者由于疾病往往需要气管插管,这使他们暂时失去了语言沟通能力,患者只能通过表情、手语和写字来告知躯体的痛苦。为了更好地关注患者的需求,护理人员要及时教会患者使用非语言沟通技巧来表达自己的不适。良好的沟通是建立和谐护患关系的基础,患者在护理人员的帮助下能更好地表达自己的不适,不仅能提高对护理人员的信任度,还能使护理人员尽早地了解患者的不适,从而设定正确的护理目标,实施精准的护理措施,促进患者康复。

我找来纸和笔递给他,然后解开右手的保护性约束。王大伯颤颤巍巍地接过纸和笔,他提着笔悬在半空,没下笔。我看他躺着似乎不太方便写,于是把床头抬高。这时候他开始写了,速度比较慢,手有点抖,歪歪扭扭写下"难受"二字,花了将近一分钟时间。"大伯,您嘴巴里插了根管子,这根管子非常重要,是帮助您呼吸的,能救你的命。您现在是不是因为插了这根管子说不出话,感觉很难受?"王大伯点点头。"这根管子是从嘴巴经咽喉部插到气管里的,它改变了您原来正常的呼吸方式,导致发声的声门暂时受阻,声门此时不能震动了,所以讲不出话来,这是一种正常现象。您不要担心,等病情好了拔掉管子就可以说话了。现在您的呼吸还不稳定,拔掉不安全,后期医生评估后会在合适的时间给您拔掉。我去汇报下医生,适当地再用点止痛睡觉的药,让您尽量舒服一点。"我耐心地对他解释道。

【点评】对于具备一定文化知识的患者,医护人员可以采用书面沟通的方式,如提供一些粗笔及写字板,让他们将自己的需求和感受以文字表述,从而使医护人员能有效地了解患者的基本需求,疏导患者的心理问题,最终达到有效沟通的目的。

大伯又拿起笔在纸上写了起来,歪歪扭扭写了"女儿"两个字。我轻声问道:"您是想家里人了吗?"大伯点点头,我说:"大伯,我们这儿是监护室,家里人进不来,等您管子拔掉了,指标稳定了就可以转到普通病房,要不我给您女儿打电话,让您女儿跟您说几句话,您只管听。"拨通患者女儿电话后,我先向患者女儿讲明她爸爸现在的心情,然后告知她:"你爸爸想念你了,你和他说几句话,安慰安慰他。"患者女儿说:"爸爸,你现在要好好养病,不要着急,配合医生护士,我们都在外面等着你,等你好起来了,就能见到我们了。"大伯拼命地点点头,闭上眼睛,眼角那滑落的泪珠是那么的醒目,人也随之渐渐安静下来。之后,我们又忙碌了起来。温暖的阳光照彻黑暗的角落,也再一次见证了 ICU 夜班医护人员的热情。

【点评】虽然气管插管患者的语言功能暂时受到限制,但是鉴于语言表达所特有的魅力,我们仍要合理地使用语言。术后要及时鼓励患者,提高其对治疗的依从性,疏导其累积的心理压力,减轻其心理负担。在交流的过程中,要多说鼓励的话,借助家属的力量激励患者积极配合治疗,从而提高患者及家属的满意度。患者病情稳定及好转是医患共同的目标,我们希望以自己孜孜不倦的热情换来更多重症患者的新生。

■ 案例 4-32　疫情无情,人有情

【典型事例】ICU 接收着全国各地的危重症患者,他们被"禁锢"在 ICU这个封闭的空间里接受治疗,每天半小时的探视时间对家属来说显得特别弥足珍贵。而疫情的到来又打破了这一常规,医院按照疫情防控规定取消家属探视,这给医患双方带来了巨大压力。随着疫情防控的常态化,长时间不能见面难免会让 ICU 患者家属担心。"今天的情况有没有好点?""今天的体温正不正常?""今天有没有醒过来?""今天有没有吃得多一点?"……这些每天盘踞在他们脑海中。

【点评】因为疫情的原因,为了患者的安全,医院严格落实疫情常态化管理。取消 ICU 患者家属探视,使得家属承受了很大的心理压力。

那天,我是 32 床的责任护士。15:00 我抽取了下午的雾化药物,刚走出治疗室,就听到一阵急促的门铃声。当我走到病房门口时,只见 32 床的家属正在用手推搡着门禁处的护士,大声地反复强调道:"我明明做过核酸了,我爸爸在这里躺了这么久了,你们凭什么不让我看我爸爸啦?你们真的是一点人性都没有。"并且边说边往里径直冲,全然不顾禁止探视的规定。由于从来没遇到过这么执拗的家属,年轻护士一边阻止他往前走,一边回头向我求助。眼看家属就要冲进病区,我急忙上前将他挡在病区门口。我微笑着对家属说:"大伯,你好。我叫郑××,是你爸爸的管床护士,对你爸爸的病情比较了解。你先不要急,我们去沟通室坐一下,有什么需求,你尽管和我说。"家属听到后止步,跟着我去沟通室。我继续和他解释道:"我想你应该知道目前疫情的严峻程度吧,在当前形势下,国家出台了一系列新的抗疫政策,医院也根据相关政策制定了新的规定,现在不经允许,ICU 患者家属不能探视,你要理解、配合我们。站在你的角度,我也非常理解你担心你爸爸的心情。你今天过来,是医生联系你过来的吗?主要有什么需求?我们这里的工作环境你也看到了,直接冲进来是不是不太合适呢?"

【点评】患者被全封闭在 ICU 病房,长时间不能与家属见面,家属无法及时了解到患者的具体情况,易产生担忧、害怕,甚至猜疑、愤怒的情绪。有些家属不听医护人员的合理解释,无法按捺心中的急躁情绪,说话态度蛮横,不遵守各项疫情防控制度。对于此类行为,我们要予以制止,同时要予以安抚,重申疫情期间探视制度的重要性。

家属不再继续嚷嚷,斜眼看着我,还想继续往里闯。我轻轻拉住他的胳膊,请他坐下,然后倒了杯水给他:"大伯,你爸爸在我们科时间也不短了,大家都有一定感情,我们都在尽心尽力地护理你爸爸,你们也是看在眼里的。刚才我们还给你爸爸洗了头发,擦身,手脚都用温水泡洗过,并擦了我们医院的治裂膏呢。而且前面胡主任亲自来查房,指导医生们用药,白蛋白都用上去,补充营养,现在全身水肿比以前好多了。吃的方面呢,我们还是继续喂营养液,你爸爸胃潴留也不多,容易吸收,大便也正常。这几天体温都正常的,痰液也慢慢减少了。"家属听到他爸爸的情况好转后,表情明显放松下来。

【点评】对于家属的质疑,我们首先应给予理解,切勿产生对抗情绪。

了解家属产生怀疑的原因，有针对性地告知家属想了解的情况，包括患者的病情、心态、饮食状况、已采取的措施、疾病转归的过程等，让家属心中有数，放下思想包袱，提高家属对医护人员的信任度。

我正在和家属沟通时，护士长正好过来了。她了解了事情的经过后，对家属说："大伯，我们护理你爸爸的这个小伙子是非常优秀的，他心细且耐心。而且你爸爸住了这么长时间了，都很熟悉了，我们能满足的，尽可能给予满足。你急于看到你爸爸的心情我们也能理解，要不这样，你们家里人有什么话要和他讲的，我们可以把手机拿进去给你爸爸，你们可以电话或视频交流。平时如果患者有什么特殊情况，我们会随时和你电话沟通。"

【点评】针对以上原因给予家属以解释和安抚，遇到不能解决的困难，要学会寻求上级的帮助。对于家属而言，上级更具说服力，并且护士长处理矛盾的经验更加丰富，能提出令家属满意的解决方案。

经过沟通，家属语气平和，对护士长说："听你们这么说，我心里舒服多了。前面小伙子的确很耐心、态度很好地跟我讲了很多。你们对我爸爸这么关心，我爸爸交给你们我很放心，你们辛苦了。我也知道疫情防控，我会配合你们的。刚才也是我不对，实在是太着急了，不好意思哦。那就麻烦你了，我想跟我爸爸视频通话一下。"护士长微笑地接过手机。

【点评】ICU患者病情通常都较严重，不仅患者忍受着疾病的折磨，而且家属也承受着巨大的压力。护理人员应加强对ICU患者家属需求的关注，保持良好的沟通，以调控家属的应激情绪，提高患者及家属的满意度。唯有真诚，才能进行有效的沟通；唯有真诚，人际关系才可能持久，真诚换来的是患者及家属对我们的信任和治疗的配合。

案例 4-33 "久病成良医"

【典型事例】夜深了，这个平日里喧嚣的城市也陷入了沉寂，除了天上的繁星还在热情地眨着眼睛，一切都已沉睡。接完班已是凌晨1:30，世间万物都在休养生息，然而ICU病房里的医护人员还在精心地护理着每一位患者。

今天夜班，我所分管的是两位病情相对比较稳定的患者，一位是脑出血术后患者，目前处于昏迷状态，仍使用呼吸机；还有一位则是慢性肾功能不全患者，神志清，自理能力轻度依赖，生命体征相对平稳，晚上的操作较白天

181

少，主要以观察、监护为主。这位患者长期行血液透析，此次因大量心包积液而住院，今天是他留置心包穿刺引流管的第 3 天。接班后我调暗了灯光，发现戴着眼罩的他仍在床上翻来覆去，难以入眠。

【点评】在 ICU 这个特殊的病房，更需为患者创造一个安静、舒适的环境。晚上患者睡眠时宜选择柔和的灯光，避免光线直射患者的眼睛，这有利于提高患者的睡眠质量。虽然收治 ICU 的患者生命体征相对平稳，但也决不能大意，毕竟都处在重症阶段，稍有疏忽，可能就有意外发生，我们对患者负责，也是对自己负责，不能有半点马虎。

正当我准备询问他睡不着的原因时，刚好看见他的手伸向他的心包引流管。我心想，不好，这位患者该不会想拔管吧，于是我三步并作两步冲上前，拉住了他的手，轻轻地替他盖好被子，笑着问他："大伯，你是不是不舒服啊，这么晚了怎么还不睡觉啊？"他指了指心包引流管，皱着眉头，烦躁地说："还不是这管子咯，翻身牵拉着很不舒服，怎么睡都难受得要命。现在都没积液了，我要把它拔了。哎哟，我真的受不了，赶紧拔了吧……"我向患者再次解释了管道的重要性，告知管道什么时候拔需要医生结合检查结果和身体状况做出决定，万一自己拔掉，会有出血的风险。随后，我又加强了心包穿刺引流管的固定，但他并不理解，认为自己"久病成良医"，比我懂得多，朝我嚷嚷道："现在心包积液已经引流完了，这根管子还有留着的必要吗，我看你们不愿意拔就是想多赚钱吧……"我看患者的情绪似乎有点控制不住，立即向组长求助。

【点评】ICU 的患者受多种因素的影响，心理问题也较复杂，所以在ICU，护理人员要善于观察患者的表情和情绪变化。在工作中要主动与患者交流，通过交流掌握患者的第一手资料，更好地予以对症护理，杜绝不良事件的发生。如果患者的问题没有得到及时解决，我们应理解患者由此引起的情绪问题，尽量第一时间为患者解决问题，如果自身不能解决，要及时向上级请求帮助，获得患者的理解。

组长过来先询问患者的不适情况，然后向患者解释道："心包穿刺引流管是放置在心包腔的，你也知道这是起到引流的作用，目前引流液减少是好事，但是医生暂时还未寻找到心包积液的原因，若贸然拔除，可能再次出现心包积液。如果重新穿刺，那么风险又大，费用又高。你要静下心来，好好配合治疗，争取早点康复。"经过组长的一番解释，患者终于对此表示理解。组长与患者深入交流，了解患者目前的状态，发现患者对治疗比较消极，于是继续安抚患者:"我们会尽力把你的病因找出来,对症治疗。你妻子、女儿都在等你康复回家,我们也会一直陪在你身边。"

【点评】对于慢性疾病患者内心消极,我们要理解,要从患者的病情及切身利益出发做好解释工作,让其了解当前措施的重要性。针对患者的消极态度,护理人员可以通过语言的沟通来提高患者对医护人员的信任度,增加在 ICU 病房的安全感,从而减轻或消除患者的负面情绪。在沟通的过程中,要多鼓励患者,适当地告知患者目前的病情,必要时可借助家人的关心和支持来增强患者战胜疾病的信心和转出 ICU 病房的决心。

同时,我也将该患者的情况及时告知主管医生,医生到场后向患者具体地讲解了病情、引流管的重要性以及后续的治疗,增加了患者对疾病的认知。患者心结打开后,自感不适减少,安静入睡。随后,我们将患者的情况进行了班班交接,并在工作群向护士长汇报了这一情况。白天护士长再次对患者表达了慰问和关心,并安排性格开朗健谈的护士对该患者进行护理,之后患者都积极配合治疗护理。不日患者病情稳定后,拔除心包穿刺引流管,转入普通病房进行后续治疗。

【点评】在临床工作中,护理人员是患者与医生之间沟通的桥梁,护理人员在工作中遇到问题,应及时向医生反馈,借助医生在患者心中的权威更好地促进问题的解决。心理护理是护理工作中不可或缺的一部分,根据患者的心理特点,应多方面给予心理支持及疏导,让患者获得慰藉和尊重。在日常工作中,给予患者亲切的关怀,创造舒适的病室环境,建立良好的医护患关系,能提高患者对医护人员的信任度,对疾病的转归也起到了非常重要的作用。

◎手术室护患沟通

▬ 案例 4-34　首台之争

【典型事例】踏着第一缕晨曦,迎着初升的朝阳,手术室的绿衣天使们开始了一天的工作。早上 7:30,所有人员陆续上岗,准备手术,忙碌的一天就此拉开了序幕。

那天我正好上巡回班,病房护士将患者送到门口,我与她一起核对患者的信息,手术通知单、病历、腕带……一个都不少,逐项落实交接单上的内容,核查完毕将患者接入等候室。这是一名年仅 5 岁的患儿,因腺样体肥大行腺样体射频消融术。进入手术室后,他面对陌生的环境,加上刚刚离开了爸爸妈妈的怀抱,很是不安。这种情况在手术室时常发生,我抚摸了小朋友的头,然后牵起他的小手,温柔地说道:"小宝贝,你几岁啦?喜欢看什么动画片呀?我带你去看动画片。"一边说着,一边带他去术前准备区。小朋友听到有动画片看,便非常乖巧地跟着我走了。

【点评】良好的护患沟通是开展护理工作的前提,不仅能够缩短护士与患者之间的距离,还能帮助患者增强战胜疾病的信心。手术室对很多人来说是一个陌生的环境,每个等待手术的人都难免忐忑不安,一旦进入手术室,心情更是充满了紧张和焦虑,尤其是小患者。护理人员应根据患儿年龄特征,从其理解能力出发,采用通俗易懂的语言,以患儿能接受的方式建立初步关系。首先在接待患儿时,要迅速建立信任关系,可通过脱下口罩、微笑等形式实现。然后带患儿进入手术室后,提供玩具来缓解患儿紧张等心理。

手术室的门铃响起,又有病房护士护送手术患者来了。门打开了,这时骨科手术间的护士领着她病区的患者走向手术间。患儿的妈妈非常担心他的情况,一直在门口守着,看到别的患者比患儿先被接进手术间,二话不说,直接就冲进来,怒气冲冲地质问我:"医生跟我说我孩子手术是第一台,为什么现在别的人比我们先进去手术?"门外的家属及等候区的患者听闻吵闹声纷纷探过头来看热闹。我明白了患儿妈妈的想法,将她拉到一边,耐心地解释道:"陈妈妈,你先听我说,你的疑问我都可以给你解答。每天早上七点半左右,病房护士会按照手术通知单上的顺序核对好第一批手术患者的信息,将其送往手术室进行手术。我们医院手术室一共有 17 个手术间,因此每天早上都会有 17 位患者同时在手术室等候区等待手术。术前准备完成后,巡回护士会将各自房间的患者接进手术间。"

我解释完后,不仅没打消她的疑虑,她的情绪反而更加激动了,在术前准备室大闹:"这人肯定有关系吧,竟然插队,别的事情插队就算了,现在这是做手术,怎么能插队呢?我儿子这么小,哪等得了这么久,都要饿坏了。我不管,我儿子一定要先做,不让他先进去我就去投诉你们。"我看她还是不太理解,继续解释道:"这么跟你说吧,现在在这等待的全部都是首台手术的患者,需要在术前准备好之后才能进入手术间,所以这不存在你所说的插队的情况。"

【点评】首先,护士要通过耐心倾听来明确家属的诉求,理解患儿家属紧张、焦虑的心情。其次,要知道家属情绪激动主要是对手术台次的安排不理解,因此我们应尽量第一时间安抚家属的情绪,不能指责家属,导致事态扩大,对于家属不明白的地方,一定要及时、耐心地做好解释,稳定家属情绪,消除误解,取得家属的理解。

这时护士长闻及此事赶来,亲自向她解释并安抚,同时将手术主刀医生请来一起解释,患儿家属才慢慢理解了手术室的安排,并对她刚才的行为表示了歉意:"实在是不好意思啊,刚才对你那么凶。刚才我看见这情况误会了,一着急,你跟我说什么,我是一点也听不进去。"我笑一笑:"没事,没事,误会消除了就好,你也是因为太担心小朋友了。我家小孩跟你家的差不多大,作为妈妈,你的心情我都理解的。""那时间差不多了,我先带小朋友去准备一下,等一下要准备手术了。你就在外面安心等着吧。"

一个多小时后,手术顺利结束,术后患儿苏醒安返病房。

【点评】当沟通不能达到预期效果时,要避免与患者家属产生冲突,导致事态升级,及时寻求高年资护士或医生的帮助,通过多方协调促使沟通顺利进行。在患者家属眼中,护士长、医生在一定程度上是业务的能手、专业领域的权威,他们出面沟通能提高患者家属对医护人员的信任度。

案例 4-35 延伸的陪伴

【典型事例】这是一位有语言表达功能障碍、年仅 3 岁的患儿,因左侧腹股沟疝需行手术治疗。为了解患儿现阶段的情况,更好地配合第 2 天的手术,我早早地整理了相关资料,进入病房,进行术前访视。

走进病房,我见到患儿正在床上看奥特曼,一边看一边笑,活泼好动,看起来和普通的孩子似乎并没多少不同。"小朋友,你妈妈在吗?"患儿并不理我,正当我准备再次与他交流的时候,一个 30 多岁的女性家属拎着外卖进来了,看样子是患儿的妈妈。看到我穿着白大褂,她非常客气地说:"医生,您好。您是找我吗?"我点点头,笑着对她说:"小明妈妈,你好,我是手术室的王护士。明天小明要做手术,我今天特地来看看你们,评估一下小明的情况。"她放好外卖,转过身来说:"他倒是挺好的,就是有点小肠气,讲话不太好,现在都 3 岁了,说话还说不灵清,但你和他说什么,他也能明白你的意思的。"

【点评】在与家属交谈的过程中,可采用开放式谈话方式进行询问。在聆听的过程中,要抓住倾听要点,为进一步的深入沟通奠定基础。

随着她慢慢转过身,我看见她的鬓角已悄然出现一丝银发,于是我顿了顿继续说道:"小明妈妈,从刚才进来我看你一直愁眉不展的,您还有什么担心的事,可以和我说说吗?""哎,明天的手术我实在是有点担心。我们小明讲话讲不大好,一旦看不见我,就会不安。在家特别喜欢黏着我,只要一离开我身边,找不到我,就会大哭,也不会和任何人说话了。"她边说,情绪也逐渐低落下来,"我不在他旁边,他肯定要哭闹的。明天做手术的时候,能不能让我陪着进去啊?"我注视着这位妈妈:"医院有规定,原则上家属是不能进入手术室的,但鉴于一些特殊情况,我们医院也有特殊的政策,像小明这种小患者,无法清楚表达自己意愿时,我们在不违反手术室相关规定的原则下,可以允许一位家属在术前准备的这段时间陪伴。"她突然抬头,目不转睛地盯着我,眼神中又充满了坚毅的目光,一脸诚恳地对我说:"那太好了,这样我就放心了一些。"她仍眉头不展:"那后面呢?他进入手术室了,可能也会哭闹不配合的,我能陪着吗?等到开始做手术了,我就马上出来。"虽然我知道小孩的母亲非常担心,但我依然没有同意她的请求:"实在是不好意思,手术室的环境要求比较特殊,家属是禁止进入手术室的。你担心的这种情况也不会发生,一般在术前准备区,你陪着他的时候,我们已经进行静脉输液,在进入手术间前行麻醉前给药,这时候他就像平常睡熟了一样,是不会有哭闹的。"

【点评】我们要在不违背原则的前提下,尽可能解决患者及家属的困难。患儿语言功能不完善,沟通存在一定的障碍,导致家属对手术十分担心、焦虑。此时只有理解家属的心理需求,才能更好地开展耐心、细致的解释工作,并在解释的过程中,让患儿及家属感受到我们的温情,缓解家属的焦虑,消除担忧。

这时患儿妈妈紧锁的眉头总算舒展,情绪也逐渐缓解:"谢谢你呀,和我说这么多,心里的石头总算落地了。"我轻轻地拍了拍她的手:"小明妈妈,如果你们没有什么事的话,我就先回去准备明天的手术物品了。今天好好休息,明天会有护士来接小明。"访视结束,一旁的小明在妈妈的引导下与我说了再见。

【点评】手术室的护理工作不同于病房,除了术前术后的访视外,医护人员和患者的交流时间有限,在这有限的时间内,要掌握好谈话节奏和患者做好有效沟通,消除患者的焦虑,让患者顺利度过围手术期。

次日上午,我准备好相关手术物品,在门口等待着患儿的到来。不一会儿,护工带着小明和他妈妈一起来到手术室,我为他们更换好衣服后,带着他们进入了术前准备室。在妈妈的陪伴下,小明并没什么不同,乖巧地依偎在妈妈的身边。此时小明妈妈又有些紧张不安:"王护士,真不能破个例让我进手术室吗?"我安慰她:"这真不行,但你不要过度紧张,很快麻醉医生就来给小明进行麻醉前给药,这样小明就不会哭闹。"在妈妈的注视下,患儿被护士阿姨抱进手术室。手术结束后,小明睁开眼睛就看到了妈妈,也没有大哭大闹,非常安心,随后顺利回到病房。

缩写词表

（按英文字母排列）

缩写词	英文全称	中文全称
ARDS	acute respiratory distress syndrome	急性呼吸窘迫综合征
CT	computerized tomography	计算机断层扫描
CTA	computed tomography angiography	计算机体层血管成像
DSA	digital subtraction angiography	数字减影血管造影
ICU	intensive care unit	重症监护室
INR	international normalized ratio	国际标准化比值
MRCP	magnetic resonance cholangiopancreatography	磁共振胰胆管成像
MRI	magnetic resonance imaging	磁共振成像
POCT	point of care testing	床旁检测
PTA	percutaneous transluminal angioplasty	经皮血管腔内血管成形术
STENT	stent	支架
TNI	troponin I	肌钙蛋白 I
TSH	thyroid－stimulating hormone	促甲状腺激素